「発達障害」だけで子どもを見ないで その子の「不可解」を理解する

田中康雄

SB新書
497

はじめに

本書を手に取っていただき、心から感謝いたします。

この本は、わが子の育ちを心配する保護者の方々に手に取ってもらえたら、読んでいただけたら、という思いで作りました。

すでに、発達障害について解説する本は、たくさん書店に並んでいます。飽和状態に近いと思っています。

その中で本書は、もしかしたら、わが子には「発達障害」という診断が付くのではないだろうか、あるいは周囲からの指摘に、思い悩み、漠然とした「不安」を抱えた保護者の方々に読んでいただけたら、という思いで作りました。

編集者である中本智子さんと信頼できるライターである中野明子さんが、全体の構成を検討され、まず中野さんが第1部のために、12のストーリーを創作してくれました。僕が作ると、フィクションとはいっても、たくさんの方のエピソードが盛り込まれてしまい、守秘義務に反してしまう可能性があります。

中野さんが創作したストーリーは、たくさんの取材などを元にしており、まさに僕は診察室で、その子や家族にお会いしてお話をうかがっているような錯覚をしたほどです。

この12のストーリーに対して、僕なりの対応、考えを述べました。まだ、診察室にまでは足を運びにくい状況であることを想定し、家と診察室のちょうど中間地点での立ち話的なやり取りとでも思ってください。

そうはいっても、僕は、家族が戸惑い、悩み、困っていることを、どのように理解して、かかわり続けていけばよいのか、ストーリーに登場する子どもたちと家族を前にしたつもりで、一生懸命に考えました。

診察室では、時間もいただけますし、出会いを重ねることもできます。そして実際の診察室での話は、これ以上に生活状況は錯綜し、複雑になっているものです。なかなかきれいには収束しません。

でも、だからこそ、僕たちは日々の臨床で試行錯誤し続けます。

この12のストーリーで大切にしたことを、第2部で解説しています。それは1人ひとりの子どもたちに向き合い、家族にかかわり、たくさんの応援者を活用する手立てを考える上で、「発達障害」だけで子どもを見ないことが、とても大切である、という僕の思いです。

子どもや家族に寄り添う支援関係者の方は、第2部から読まれて、第1部に進まれたほうが、納得できるかもしれません。保護者の方には、12のうち必要なストーリーから読まれ、何か参考になることがあれば幸いです。

本書が、ほんの少しでも日々の生活に役立つことになればと、願っています。

はじめに……3

第1部 子どもの心と行動を理解したい！

僕が診察で心がけていること……14
心と行動の理解とは？……18
ライフステージごとに生じるさまざまなことを眺めてみよう……22

乳児期（0〜3歳ごろ） 1歳半ごろから心配が表面化……24

ストーリー1 かんしゃくが激しい、ひろゆきくん（1歳8か月）……30
キーワード：かんしゃくの理解と対応、安心を提供するかかわり、
1歳半健診、専門機関にかかるタイミング

解説1 激しいかんしゃくはコミュニケーション手段、
信頼できる人へのSOS……32

ストーリー2　寝ない、食べない、けんたくん（2歳1か月）……43
キーワード：定着しない睡眠リズム、母親の疲労、偏食
解説2　入眠を妨げるさまざまな要因……45
コラム1●子どもの睡眠……52
ストーリー3　言葉がなかなか出ない、たかしくん（3歳0か月）……53
キーワード：言葉の遅れ、3歳児健診、ことばの教室
解説3　「たかしくんの言葉」に注目して……55
ストーリー4　頑固な、ゆかりちゃん（3歳4か月）……63
キーワード：生活の切り替え場面で激しく抵抗、生活の進まなさ、神経質、入園の不安
解説4　年中無休のお母さんの苦悩……65

幼児期（3～6歳ごろ） 初めての集団生活への不安……72

ストーリー5 クラスにいられない、かなちゃん（3歳10か月・年少児）……78
キーワード：コミュニケーション面の育ち、3歳児健診、自閉スペクトラム症の疑い、加配、感覚の過敏さ、パニック、安心できるかかわりや環境調整

解説5 幼稚園での過ごし方に戸惑っている？……80

ストーリー6 友達に手が出てしまう、さとしくん（4歳6か月・年中児）……89
キーワード：注意欠如・多動症、友達とのトラブル、ママ友とのやりにくさ、周囲へのカミングアウト

解説6 今一度、「さとしくんの思い」に立ち返ってみる……91

ストーリー7 生活習慣がなかなか身につかない、みきちゃん（5歳5か月・年長児）……100
キーワード：生活習慣の自立の遅れ、不器用さ、協調運動、専門家との連携、シングルマザー、就学に向けて

解説7 みきちゃんへのかかわりを課題にする前に……102

就学期（6〜7歳ごろ）

就学先選択という一大テーマ……109

ストーリー8 就学先に迷う、かいとくん（6歳半・年長児）……119
キーワード：言葉の育ち、見通しのもちづらさ、自閉傾向、就学相談、きょうだいの気持ち

解説8 「未来予想図」をよい方向に向けていく力……121

ストーリー9 授業中座っていられない、たいきくん（7歳・1年生）……130
キーワード：注意欠如・多動症、就学相談、親の付き添い、薬の服用、学級の変更希望

解説9 どの親も悩み、不安定な思いの中で揺れ続けている……132

学童期（6〜12歳ごろ）　小学校生活の3つのステージ……143

ストーリー10　計算が極端に苦手な、みのるくん（9歳・3年生）……153
キーワード：算数が苦手、限局性学習症、支援学級、厳しい父親の指導、父親の単身赴任

解説10　ベースとなる4つの力の育ち「聞く」「話す」「読む」「書く」……155

ストーリー11　不登校気味の、ゆうきくん（11歳・5年生）……165
キーワード：注意欠如・多動症と限局性学習症、いきすぎた親のかかわり、SST、不登校、通院・薬物治療をやめたい

解説11　ゆうきくんの「本当の気持ち」は？……167

コラム2●いきすぎた親のかかわり……177

ストーリー12 人間関係がうまくいかない、ゆいちゃん（12歳・6年生）……179
キーワード：コミュニケーションが苦手、人間関係がうまくいかず孤立、家庭での暴言、中学進学
解説12 正直で人一倍正義感の強いゆいちゃん……181
オマケ 思春期（12～17歳ごろ） 親との距離感が大事な時期……189

第2部 医療の役割――「診断名」を超えてその子に近づく

発達の診立て……198
①子どもの発達の診立て……200
発達障害とは？……201
濃淡・変容・重なり合いの世界……209
この世界の新しいとらえ方……211

② 家族の診立て……213
親自身がどういう育ちをしてきたか……213
今、家族が医師に対して確認したいことを推し測りながら……215
親子が向き合う中で紡がれていく家族のストーリー……217
③ これまでの整理とこれからの見通し……219
その子の生活の質を上げていくプランを……220
「様子を見ましょう」というとき……222
「診断」について……226
時間をかけてその子を診ていく……227
「診断名」がもたらすプラス面・心配な面……228
診断名を超えて、その子に近づきたい……232
わが子の豊かな世界を一緒に楽しんで……234
おわりに……237

第1部

子どもの
心と行動を
理解したい！

僕が診察で心がけていること

ある日、4歳のひろとくんを連れて外来に訪れたお母さんは、困り果てた表情でこんな話をしてくれました。

「うちの子、幼稚園でいろんなお友達をたたいちゃうんです。それで、お友達にも先生にも『乱暴な子』って思われちゃってて……。確かにたたくのは悪いことなんだけど、この子なりにたたく理由があるんじゃないかなと思ったりもするんです」

お母さんと一緒になって、ひろとくんの「たたく」という行動からその気持ちを想像してみると、

「はなちゃんと遊びたくて、ちょっかい出しちゃうのかな」

「そうたくんのおもちゃが欲しくて、思わず手が出ちゃったかな」

「みさきちゃんには、今ちょっかいかけてもらいたくないってときに『Ｎｏ』のつも

りが、たたく行動になっちゃったのかな」
など、いろいろな理由が思い浮かんできました。

それをただの「乱暴者」というのか、それとも「ひろとくんはたたくという行動で何らかのメッセージを出しているようだ」ととらえるのかで、ひろとくんへの理解やかかわりは大きく変わってきます。そして同時に、**「この子の『たたく』には、いろいろな意味があるんですよね」ということを周囲にうまく伝えられるかどうか、ということも重要なポイント**になってきます。

「たたくのも言葉です」と言ってしまうと、今度は「でも、たたかれるほうは泣くよね」「たたかれた子の親はやっぱり嫌だなと思うよね」といったいろいろな思いが出てきます。では、そういったこともひっくるめて、ひろとくんの心をどう理解していったらよいのか……多面的に考えていく必要があります。

ひろとくんが友達をたたいてしまったとき、そこで「仲良くしたかったんだよね」「腹が立ったんだね」というふうに、幼稚園の先生が言葉を返すことによって、「そうなんだ。たたくっていう僕のこの行動は、仲良くしたいと思ったからなんだ」「腹が立ったっていうことなんだ」というように、ひろとくんの思いは言葉になることでしょう。

では、「それを言葉で相手に伝えるにはどうしたらいい？」ということをひろとくんの側に立って一緒に考え、「じゃあさ、先生と一緒に行こうよ。ねえはなちゃん、いーれーて！」と幼稚園の先生がつないでくれたら、ひろとくんは友達をたたかないで遊べたりするかもしれません。

「遊びを邪魔されたくないときは、たたくんじゃなくて『やめて』って言えばいいんだよ」というふうに、思いから生まれた行動を言葉に置き換えていく術《すべ》を伝えていくのもひろとくんにとって必要なかかわりかもしれません。お手本を示すことで、ひろとくんも適切な言葉を獲得することができるし、周囲の子どもたちも「ひろとくんはこういうことを言いたかったんだ」と理解できるでしょう。

必要であれば相談の場に幼稚園の先生にも来てもらい、「今しばらくは、先生がひろとくんの気持ちを通訳してあげるのはどうでしょう？　年長さんくらいまでに自分で言えるようになったらいいですよね」と提案することもあります。

● 子どもの心と行動を理解する過程

気づき（困りごと）

ひろとくんは、幼稚園でいろんなお友達をたたいてしまう

⬇

仮の理解（仮説を立てる）

ひろとくんの気持ちを
想像してみる

そうたくんのおもちゃが欲しくて、思わず手が出ちゃったかな

はなちゃんと遊びたくて、ちょっかい出しちゃうのかな

みさきちゃんには、今ちょっかいかけてもらいたくないってときに『No』のつもりが、たたく行動になっちゃったのかな

⬇

かかわりの提案（環境調整のアイディア）

ひろとくんに
幼稚園の先生が
お手本を示す

（先生と一緒に行って）そうたくんが終わったら、次はひろとくんね

➡先生がそばにいて「終わったね、次はひろとくんね」と順番で遊べることを伝える

先生と一緒に行こうよ。ねえはなちゃん、いーれーて！

➡幼稚園の先生がはなちゃんへの橋渡し役をする

遊びを邪魔されたくないときは、みさきちゃんには、たたくんじゃなくて『やめて』って言えばいいんだよ

➡行動を言葉に置き換えていく術を伝えていく

そこでお母さんが「でも、小学校に上がっても変わらず友達をたたいていたら、学校に行けなくなっちゃいますよね」と不安を漏らしたら、「それは、年長の秋までの様子を見て考えましょう」と見通しを伝えます。

そして、なかなか状況が変わっていかなければ、お母さんとまた相談していきます。

こんなふうに、**子どものわかりにくい言動に悩み、途方に暮れる親御さんと一緒になって、どうしたらその子の思いに近づけるかをあれこれ考える。子どもの小さな変化を親に伝え、変わらない実情は共に耐えて、それでも明日に期待がもてるように応援していく**。僕が日々診察で行っているのは、そういうことです。

心と行動の理解とは？

本書の第1部では、「発達障害」と診断される可能性のある子どもたちのストーリーを紹介していきます。それぞれの子どもや両親の心情、その親子を取り巻くさまざまな人たちに思いを馳せ、僕がこの親子と出会ったら……と想像しながら書きました。

主に次のようなポイントを押さえながら、個々の子どもの心と行動の理解を試みていきます。

子どもの言動の「仮の理解」

まずは、その子の気持ちを想像してみます。何に困っているのかを探り、「今、この子はこういう気持ちなのかもしれない」「こういうことに困っていて、○○してしまうのではないだろうか」という「仮の理解」をします。

相談者の思いに近づく

相談の場において、子ども以上に親を支える必要がある場合があります。いろいろな思いを抱えて子どもを連れてくる親御さんに向き合い、僕はその人の状況や今受け止められる容量を見極めながら、話をするように心がけています。

そんな中で大切なのは、親御さんのこれまでの子育て、かかわりに対して「大変だったでしょう」とねぎらうことです。親の気持ちにどれだけ寄り添えるか……その道程なしに「相談が必要な」子どもにたどり着くことはできないと、僕は感じています。

かかわりの提案

僕が心がけているのは、普段の生活でできることを一緒に考えることです。その子に対して今できる「普段のかかわり」を提案していきます。

そこにあるのは、「障害か障害じゃないか」「障害や症状への対応」という視点ではありません。「ひろとくんにはひろとくんへのかかわり方があるよね」という視点を大切にしたいと思います。つまり、オンデマンドな（要求に応じた）かかわりです。

その子の「押さえどころ」

その子を理解し、これからつき合っていく中で押さえておきたい「その子の持ち味とかかわりのポイント」を、各ストーリーの最後に「その子の心と行動に寄り添うヒント」としてまとめます。

ここでは、ある心配されがちな性分に対して、不安な面だけでなく「こういう面もあるよね」「裏を返せばこんないい面でもあるよね」という見方を伝えたいと思います。

例えば、

「不安をもちやすい」→「慎重。自分を危険なところに連れていかない」
「無鉄砲」→「チャレンジ精神がすごい。けがが心配だけどね～」
「一目散に突き進む」→「猪突猛進。その目のつけどころと俊敏さ、なかなかいいよね」

といった具合です。

そして「〇〇ちゃんの不器用さ」といったその子の苦手な部分についての理解には、**「自尊感情の低下につながりやすいところに注意だね」「恥ずかしい、嫌だなという気持ちをどうサポートしてあげればいいかな？　考えてみましょう」というように、関係者とその子との接し方を考えていく上でのヒント**を提案したいと思います。

ストーリーの中では、**発達障害に特化したアドバイスというよりも、「その子と楽しく生きていくためにはどうしたら？」**ということを考えていきます。

お父さん、お母さんがその子とつき合って、子育てしていくことを楽しいと思ってもらいたい、元気になってもらいたいというのが一番の願いです。

子どもの行動を「不可解」と感じ、途方に暮れている親御さんに、「こんなふうに想像をしてみたらどうでしょうか？」「あるいはこんな思いかもしれませんよね」という提案をすることで、親御さんが「わが子の気持ちを理解できない」と自らを責めたり、落ち込んだり、育児を放棄すらしたくなるような事態を、ほんの少し踏みとどまることができればよいなと思います。

また、その子の思いをあれこれ想像しながらかかわることで、少しでも子どもとのつき合いが楽しくなったり、成長する子どもに喜びを感じられる。あるいは、何らかの覚悟ができたり、共に育ち合うような感覚になれる。子育てにちょっとした光が見える。そんな小さなきっかけになれば……というささやかな希望を込めています。

ライフステージごとに生じるさまざまなことを眺めてみよう

12人の子どもたちのストーリーは、**「乳児期」「幼児期」「就学期」「学童期」という4つのステージ**に沿って紹介し、その時期その時期の子どもの姿や親が抱えやすい心配ごと、検討の必要が出てくることなどを考えていきます。

今後を見通してみて、またこれまでを振り返ってみて「今」を見ることで、「ああ、そういう幼児期があるから、小学校での今のこの姿があるのか」と納得がいったり、「うちの子は今この時期だから、こんなことを考えておけばいいのかな」というように、今必要なことが見えてきたりすることがあります。

また、段階を追って見ていくことで、その子その子の育ちの流れが見えてきて、「やっぱり、乳児の段階でそういうことに気づかないこともあるんだな」「今からでもこんな手立てがあるんだ！」という気づきもあるかもしれません。

「あのときこうしなかったから……」「早く相談に行けばよかった」といった後悔を抱えているお母さんやご家族には、僕は「子どもとのかかわりに手遅れはない」と断言します。各時期それぞれのストーリーに登場する奮闘する親子の姿から、**一緒に考えてくれる人と「今」から始めていくので大丈夫。どの段階からでも手立てがある**、ということを感じてもらえたらと思います。

大丈夫です。

乳児期（0～3歳ごろ）

1歳半ごろから心配が表面化

母親になる人は「いったいどんな子が生まれるのだろう」と大きな期待と小さな不安感を抱きながら妊娠期間を過ごし、父親になる人は徐々に「俺もしっかりしなくちゃな」とつい拳に力が入ります。

そんな家庭に赤ちゃんが登場します。首が座るまでの3か月、赤ちゃんの笑顔につい親も口元が緩むことでしょう。その後、キョロキョロし始めて目で母親を探し、母親以外の他人に対して人見知りを示す——そんな中で、母親は赤ちゃんとの関係をゆっくりとつくっていきます。

1歳くらいまでは、「あれ？」と少し気になることがあっても、特に初めての子だったりすると「赤ちゃんってこんなものなのかな」「まだ小さいし」と感じることが多いかもしれません。家庭で過ごす時間が多く、同年齢の子と比べる機会が少ないからということもあるかもしれません。

それが**1歳半健診で「指さしをしないね」「ちょっと育ちが遅めだね」**などと保健師

や医師から指摘され、薄々気になり始めていた心配な育ちの部分や「これってやっぱり遅いんだ」というお母さんの不安が、表面化してくることがあるようです。

また、子育て支援センターなどを利用した際にほかの子の姿を見て、「うちの子はまだ○○ができない」といった思いを強くするお母さんもいます。

乳児期に気になる姿

そもそも乳児期に親が心配に思う子どもの姿としては、次のようなことが挙げられます。

- 激しい夜泣きなどで睡眠のリズムが安定しない
- とにかく母乳やミルクを飲まない、離乳食も受け付けない
- 抱っこなどの接触をひどく嫌がる
- 人見知りが激しい
- 並外れて強いかんしゃくを起こす

- 取り付く島のないような気難しさをもっている
- 常に走り回って目が届かない
- 誰にでも友好的に近づいていってしまう（まったく人見知りがない）
- 目が合わず、何を考えているのかがつかめない
- 要求が乏しい、指さしをしない
- 言葉がまったく出ない

など

こういった姿を前に、「なぜこんなに手がかかるんだろう」「この子、ちょっとほかの子と違う……」といった漠然とした不安が、徐々に「うちの子には何か特別な課題があるのではないか」といった疑問となり、そういった親の気がかりの多くは3歳児健診まで継続していきます。

この時期に一番心配されるのは、**お母さんが体力的にも精神的にも疲弊**してしまうことです。核家族で身近に頼れる人がおらず、就園前であれば家の中で子どもとずっと2人きり。唯一の相談相手であるお父さんは、子どもの一瞬を見て「大丈夫だ」「そういうものだ」と判断してしまいがちで育てにくさを察知できず、なかなかお母さん

の思いに共感できなかったりします。

「いったいうちの子に何が起きているのだろう」という止めどがない疑問や、「私の子育てのせい？」という自責の念や自信喪失の中で、**孤立した母子関係**がつくられてしまいがちな時期です。幸いなことにこの時期の相談窓口*は充実しています。お母さんだけで悩みを抱え込まないですむように、そういった社会資源を利用してみるのもよいかもしれません。

「子どもの思いがつかめない」という苦悩

子どもの姿を親がどう受け止めるかはいろいろです。

例えば偏食に関しては、あれこれ食べさせようと頑張るよりも、「うちの子、ずっとこれを食べてるの」とおおらかに受け止めるお母さんもいます。言葉が遅い子に対して、「この先、大丈夫かしら」と深刻になるお母さんもいれば、察知能力の高いお母さんは「〇〇って言いたいのね」などと子どもの言葉を補強し、「私にはこの子の言いたいことがわかる」とポジティブにかかわっていたりもします。

＊地域の保健センターや児童センター、ファミリーサポート、子育て支援センターなど。詳しくは自治体の役所に問い合わせてみてください。

一方で、コミュニケーションが取れている実感がもてず、「この子が何を欲しているのかがわからないんです」と自分を責めたり、「ちゃんと言いなさい！」と強く感情を表すお母さんもいます。

言葉でのやり取りが難しいこの時期は特に、**子どもの行動にどういう意味や思いが込められているのかがつかみづらく、どのようにかかわったらよいのか誰もが悩む**ものです。子どもと通じ合えなくて**イライラするのは、ごく自然なこと**。「私のかかわり方がいけないの？」と悩み、「私がお母さんじゃなかったほうがよかったんじゃないかしら」とまで言ったお母さんに出会ったこともあります。

でも、それって**お母さんのせいじゃない**ことだってたくさんあります。

お母さんのせいではなく、そういう「苦手さ」がある

例えば、抱っこしようとしてもむずがってのけ反る子のお母さんに「何か体全体に敏感なところがないですか？」と尋ねると、そういえば靴下を履きたがらない、水に濡れることをひどく嫌がる、服が体に触れることも嫌ですぐに脱ぎたがる……といっ

た姿が挙がってくることがあります。

そうなると、お母さんのかかわりが悪いわけではないし、お母さんを嫌っているというわけでもない。**「触れられると不安を感じる」、そういう苦手さをもつ子なのかもしれないね**という話になってきます。

子どもがぐずっているとき、一般的には「抱っこしてあげて」というアドバイスになりがちで、それはそれで一理あるのですが、**「この子は抱っこが苦手」と感じられたら、「そういうときはそばに近寄るだけでも十分」「無理して触ることはないですよ」と言うのも、親子のホッとした関係をつくるアドバイス**となります。

子どもの思いがつかめないというとき、自身や子どもを責めるのではなく、**「その子は何に困っているのか」「どういう理由があるんだろう」と見方をちょっと変えてみると、子どもの思いに少し近づける**かもしれません。

次ページから、誕生してから入園（年少クラスに進級）するまでの時期のストーリーを4つ紹介していきます。この時期は、子どもの育ちへの不安やかかわりづらさへの戸惑いを抱えるお母さんたちの悩みが大きなテーマとなってきます。

乳児期　ストーリー1

かんしゃくが激しい、ひろゆきくん（1歳8か月）

ひろゆきくんは嫌なことがあると力いっぱいに反り返り、お母さんの抱っこも受け付けずに手足を激しくバタバタさせたり、「キイキイー！」「あぁー！！！」と大きな声で泣き叫んだりします。例えば、ベビーカーでいつもと違う道を通ったり、お気に入りのおもちゃを片づけられたり……という場面でそんな状態になり、なかなか収まりません。

その間、お母さんが何を言ってもひろゆきくんには届かず、なす術《すべ》がないという状況です。

1歳を過ぎたころから自己主張が強くなってきて、ひっくり返って駄々をこねるようになってきたひろゆきくん。最初は1人目だし、子どもってこんなものかと思っていたお母さんですが、だんだんかんしゃくの度合いが激しくなってきて、頭を壁や床に打ち付けるひろゆきくんの姿にショックを受け、1歳半健診で相談しました。

しかし、保健師さんには「これくらいの年齢の子はかんしゃくを起こすものですよ」「お母さん、もっと抱っこしてあげてね」と言われただけでした。そういう言葉を言われると、「抱っこしたくても、させてくれないのに……」「私のかかわり方がいけないのかしら」と、お母さんは落ち込んでしまいます。

スーパーや道でこんなふうにかんしゃくを起こされると、お母さんはどうしたらよいのかわからず、途方に暮れるばかり。これはいわゆる2歳前後のイヤイヤなのか、気難しい子なのか、それとも何か特別な問題を抱えているのか、専門家に相談したほうがよいのか……。お母さんは不安でいっぱいです。

キーワード

かんしゃくの理解と対応、安心を提供するかかわり、1歳半健診、専門機関にかかるタイミング

解説1

激しいかんしゃくはコミュニケーション手段、信頼できる人へのSOS

「かんしゃく」とは、子どもにとっては感情表出の1つです。しかし一方で、かかわる親にとっては、大声で泣き叫ぶ・暴れる・大の字になるなど、かかわりに苦慮する姿でもあります。0~3歳ごろの子の「かんしゃく」には、どのような意味があるのでしょうか。

0歳 おなかが空いた、オムツが濡れておしりが冷たいといった不快な生理的現象に対して「なんとかして」というSOS。その訴えにうまく対応する（ご機嫌を取る）ことで親はわが子のあやし方を学び、子どももまた訴えを受け止めてもらえたという安心感を得る。

1歳 生理的な不快を収めてほしいというだけでなく、自分から「こうしたい」「ああしたい」という欲求を親に訴えて実現させようとしつつ、その都度安心を獲得し続ける。

2歳
「イヤ！」という言葉が加わり、より明確な意思表示をする。安心感の度合いによってその主張に多少の変化があるので、どこか試されているような感覚を親が抱き、そこに感情の駆け引きが生まれることも。この2歳から3歳ごろを『イヤイヤ期』と呼ぶ場合もある。

つまり、**この時期のかんしゃくは、子どもにとって「安心を獲得できるかどうかを確認するためのコミュニケーション手段」**というわけですが、同時に**「子どもが成長する過程で、信頼できる親だからこそ出せる全力のSOS」**とも言えるかもしれません。

親は、わが子の表情・様子・そしてかんしゃくというコミュニケーション手段から、その子の意図を汲み取ろうとします。かんしゃくを起こすことによって、子どもは親がその都度どのようなかかわりをするのかを確認し、安心感を更新していくことになりますが、**激しいかんしゃくは「ともかくなんとかしてほしい」という切実なSOS**である場合もあります。

専門家が親に対して「かんしゃくというのは日常的なもので、抱っこという安心の提供で収まるものですよ」と言えるのは、その子のSOSがとても小さい場合のときくらいです。

乳児期からわが子にかかわり、その子のかんしゃくの出し方や程度を知る親は、「ウチの子はかんしゃくもちで」「頑固で」というように、わが子の特徴を上手にとらえ、日々のかかわりの中で良好な手立てを講じることができている場合もあります。育てる過程で親もけっこう鍛えられる、というわけです。でもひろゆきくんのかんしゃくは、抱っこごときでだまされるような不安感、SOSではないのでしょう。

ひろゆきくんの「かんしゃく」を観察してみる

あらためてひろゆきくんのストーリーを読んでみます。ポイントは、

お母さんが「子どもってこんなものか」と感じる程度のかんしゃくだったのが、「だんだん度合いが激しくなってきて、頭を壁や床に打ち付ける」ようになり、親がそれ

を上手に収めることができないだけでなく、そこにどういった意図があるのかを図りかねて途方に暮れている。

ということです。つまり、これまで2年近く、わが子の育ちに最もそばで寄り添い続けた親があらゆる手立てを講じても、わが子のかんしゃくの中に隠れた大きな不安を解消することができないわけです。ですから、結果、「この子の気持ちを理解しきれない」と追い詰められてしまいます。

僕がこのお母さんに声をかけるとしたら、まず「これまでいろいろとかかわり、工夫をされてきましたね」と、これまで試行錯誤してかかわってきたことをねぎらいたいです。

そして、**「そのかかわりをもってしても、対応に苦慮する子ども」との認識を共有し**、ひろゆきくんの「かんしゃく」を観察してみましょうと提案します。**「いつ・どこで・どういった状況のとき認められ、最後はどう終了するか」ということを、お母さんに第三者的に観察してもらう**のです（次ページ「観察ノート（例）」参照）。

観察ノート（例）

かんしゃくが起きたとき

- **いつもと違う道を歩いた途端……❶**
- **特定のコマーシャルが流れた瞬間**
- **お父さんが大きな音でくしゃみをしたとき**

➡想定外の出来事や突然の映像や音刺激を不快に感じる？ 恐ろしいと感じる？ いつもの道に戻す、テレビを消すなど嫌なことをなくすと収まった

- **お気に入りのおもちゃが片づけられたとき……❷**
- **好きな食事を準備できなかったとき**
- **無理矢理起こしたとき**
- **着たいお気に入りの服がなかったとき**

➡「嫌だ」という意思表示？「ごめんね」と謝り、食事や着る物など、希望のもので対応できるときはそのようにすると収まった

- **お風呂に誘い連れていこうとしたら、抵抗し、頭をゴンゴン床に打ち続けた**

➡嫌なのはわかったけど、あまりにも激しすぎる反応で理解できない……。やめさせようと声をかけてもなかなかやめなくて困った

「かんしゃく」をひも解いて、対策を練る

ひろゆきくんの様子から気持ちを想像し、できそうな対応を考えてみましょう。ポイントは、「どうしたらひろゆきくんが安心してくれるか」ということです。

観察ノートからは、ひろゆきくんがいつも通りに事が運ばない、想定外の中断や変更、ある特定の音や言動に対して、どうしようもない不安感や恐怖感を抱える可能性が想像できます。そうはいっても、なんともひろゆきくんの心に手が届かないところもあり、もどかしく、まだまだ修行が必要だと思い知らされるところもあります。

まずは、できるところから対応を考えてみます。ここでは、観察ノートから2つの例を挙げて対応を考えてみましょう。

❶いつもと違う道を歩いた途端

できるだけ同じ道を通るようにするとよいでしょう。すると、ひろゆきくんはどこに到着するかがわかり、安心するはずです。お母さんは「2歳前後で道順を覚えるな

んて、すごい！」と、ちょっとほくそ笑んでもよいかもしれません。

親にしてみればいつも同じ道を歩くのは退屈してしまうかもしれませんが、一緒に歩きながら、季節や天候、店の名前をなんとなく聞かせるように「あら、今日は大根がたくさん！」「ほんと、暑いね」などとつぶやき、ひろゆきくんと一方的でよいので、コミュニケーションを取ってみてほしいと思います。

❷お気に入りのおもちゃが片づけられたとき

これはやはりひろゆきくんにとっては悲しいこと。ポイントは、いつ片づけるかなど、**おもちゃとのつき合い方を決めておく**ことです。そうすれば、親の注意の仕方や行動が気分に左右されることなく一貫します。

片づけられることもつらいけれど、昨日よりも30分も早く片づけられてしまうなんて心外だ！とひろゆきくんは思っているかもしれません。「2歳前後でそんなことわかるの？」と思うかもしれませんが、わが子を侮ったらいけません。どんな才能が隠れているかわからないのですから。いずれにしても、**どのようなルールで遊びをおしまいにするかを決めておく**ことが大切です。

　また、子どものかんしゃくがコミュニケーションの手段として把握できたなら、「うるさかったのね」「まだ眠たいよね、ごめんね」といった言葉を添え、**無理強いしたいわけではないけれどルールだから、という気持ちは届けていきたい**ものです。

　こうしたかかわりの背景として、ひろゆきくんが「思った以上になかなか安心できない、とても慎重な子である」と思ってもよいかもしれません。

　かんしゃくがなかなか収まらないとき、親はただただ困り果て、このお母さんのように「この子の気持ちがわからない」と思い込んでしまいます。確かに、親だからといってわが子の気持ちがすべてお見通しにはならないでしょう。でも、この子の気持ちがわからないというよりも、「ほどほどのところで手を打ってくれない子でだましがきかない。抱っこごときで僕の不安は解消しないぞと訴え続けるしっかり屋さんかな？」と仮に理解しておくと、焦らずにできるかかわりを見つけることはできそうです。

専門家に相談したほうがよいとき

　ここまで述べてきたようなかかわりで事態がほどほどに収まっていくようなら、医療などの専門機関への相談はそれほど急がなくてもよいでしょう。

それでは専門家に相談したほうがよいのはどういうときかというと、どうしてもかんしゃくのきっかけがわからない、あるいはなんとなくわかってもなかなかうまく収まらない、きっかけに比べてかんしゃくがあまりにも激しすぎる、そしてわが子の心がつかめないことで、**親が疲れ果てて自信をなくしそうになったとき**です。

専門家がやるのは仮説としてその子の意図をいくつか想像し、さらなる環境調整のアイディアをひねり出すことです。特に「スーパーや道でこんなふうにかんしゃくを起こされると、さすがに親も困惑してしまう」という、お母さんの具体的な困り感に対する具体的な助言をすることです。

状況によっては得策が浮かばないこともあります。なかなかその子に安心を提供できないとき、それはおそらく状況や環境がその子にとってあまりにも脅威すぎるからということも考えられます。そんなとき、僕は解決策よりも妥協案として、

「申し訳ありませんが、スーパーは毎週末のみ夫婦で出かけ、どちらかが一括購入している間にどちらかがこの子と遊んでいていただけないでしょうか」

「どうしようもないかんしゃくに直面したら、もうこの子を（護るために）小脇に抱

えてその場を一気に走り去りましょう」

という愚策を提案することもあります。あるいは、何かお気に入りのグッズでその場をしのぐという他力本願もあります。

いずれにしても、**まだつき合って2年ほどのわが子の思いを正確に把握して、先回りし、すべてに寛容に、かつホッとさせることができる方法を適時即座に思いついて応えられる親なんて、どこにもいません。**専門家だって、それ以上に常に良い提案ができるはずもありません。

ただ、子どものかんしゃくが「安心感を手に入れるためのSOSに基づいたコミュニケーション手段」という仮説を基にすることで、次の一手が見えてくることもあります。そこで、その子に合った、そして疲れている親にもできそうな安心の提供のコミュニケーション手段を提案するわけですが、専門家であっても撃沈することは多々あります。そんなときは次の面接で親へ謝り、次の作戦を考え続けます。

もしうまくいったときは、作戦よりも結果、安心を提供できた実行者である親を盛大にねぎらいます。そしてわが子とコミュニケーションが取れたことを喜び合いたいと思います。

ひろゆきくんの心と行動に寄り添うヒント

ひろゆきくんは石橋をたたいてたたいて、たたき壊して、やはりこの橋は安全でなかったというところまでたたき続けるタイプかもしれません。

抱っこを嫌がるのは、そんな危険な橋を抱っこで渡らせられたらたまったものじゃないと思っているのかもしれません。日々の生活の中で、ひろゆきくんの慎重さに対して、お母さんはひろゆきくんが納得しかねる「大丈夫」を伝え続けてしまったのかもしれません。でも、決して自分を責めないでください。

ひろゆきくんは、それでもお母さんにかんしゃくという「SOS」を示し続けています。それってお母さんにもっと明確な解決策の提案を全面的に期待している証しかもしれません。だって、お母さんはいつも一番の理解者であり、必ず最後には安心を提供してくれる人だとわかっているから。ひろゆきくんのかんしゃくは、「お母さんを全面的に信頼している証拠」だとも思ってください。

乳児期　ストーリー2

寝ない、食べない、けんたくん（2歳1か月）

けんたくんは毎晩遅くまで1人で遊んでいます。お母さんはあの手この手で少しでも早く寝かせようと頑張っているのですが、布団に連れていこうとすると大声で騒いでしまいます。遅いときは1時ごろまで好きなミニカーで遊び、寝てもまたちょっとすると起きてしまうのです。

大声は近所迷惑だし、体力を発散すると眠れるかもと思い、お母さんは夜にけんたくんを散歩に連れ出したことも何度かあります。でも、疲れるどころかますます元気になって、川に小石を投げるのに夢中になってしまうのでやめました。お気に入りの車のDVDを見せると落ち着いてくれてその間お母さんが少し眠れるので、つい見せっぱなしにすることもあるのですが、それにはお母さんが後ろめたさを感じています。

振り返ると赤ちゃんのころからあまり寝ない子で、1～2時間おきにおっぱいを欲しがり、なかなか授乳間隔が空かずに大変だったそうです。お父さんは仕事が忙しくて疲れているので、あまりけんたくんの相手を頼めません。けんたくんが生まれてからずっと不眠不休の日が続き、お母さんの体力・気力は限界にきています。

睡眠障害？　自閉スペクトラム症……？　ネットで調べては不安が増すばかりで、不眠に効く漢方薬や小児鍼を試そうか、それともおもちゃを捨ててしまえばいいのか……、お母さんは1人悶々と悩んでいます。

さらに、けんたくんは偏食も激しくて白いご飯しか食べず、嫌いなものが入っているお皿はひっくり返してしまいます。周りから「食べさせないと」と言われても、どうしたって食べないので、どうしてよいかわかりません。

保健センターに相談すると、朝早く起こして昼間しっかり体を動かすと眠れるはず、嫌いな食べものは細かく刻むなど工夫すれば食べられるようになると言われましたが、とてもできる気がせず、育てづらさを感じているお母さんです。

キーワード

定着しない睡眠リズム、母親の疲労、偏食

解説２

入眠を妨げるさまざまな要因

人間に睡眠は必要不可欠です。**睡眠には脳を休ませ、脳の働きを回復させる役割**があります。また、**常に新しいことが学べるように不必要な記憶を睡眠中に消去させる働き**もあります。めざましい成長過程にある子どもたちにとって、心地良い睡眠が重要なのはそのためです。しかし、さまざまな理由でスムーズな入眠や睡眠が妨げられてしまう場合があります。

例えば、興味のあるおもちゃやテレビなどがあると、どうしても気持ちがそちらに向いてしまう子がいます。感覚が敏感な子の場合、寝具やパジャマなどに肌が触れたときの違和感、わずかに漏れる光、電気製品が稼働する音や振動音などが睡眠を邪魔することもあります。また、自分の中で決まっている作業をひと通り終えないと次の行動に移れないといった、独自のルーティンをもっている子もいます。実際に寝るときの決まりとして、お母さんが決まった絵本を３冊読まないと眠らないという縛りを自分に課している子もいます。

無理に寝かせようとして失敗するのは、**その子の興味や不安感を中途半端にしたまま、あるいは解決できないままだから**かもしれません。極度に眠れない場合はその**要因を探り、その子に合った環境設定が大切**になってきます。

●けんたくんとお母さんにとって無理のないかかわりを

けんたくんの寝つけなさはなかなか深刻です。お母さんもあの手この手を駆使して一晩中かかわり続け、日々疲れ果ててしまっていると思います。けんたくんの姿から**気持ちを想像し、できそうな対応を考えて**みましょう。

①布団に連れていこうとすると大声で騒ぐ

寝室がけんたくんにとって良い場所と感じられていない、怖い、寝室に行くという心の準備ができていないのかもしれない……と仮定すると、前もってこれから何をするか、どこに行くかを明確に知らせて、**これから起きる出来事に対して心づもりができる、安心できるような対応**を考えてみてはどうでしょう。

●手順をビジュアルで見せる

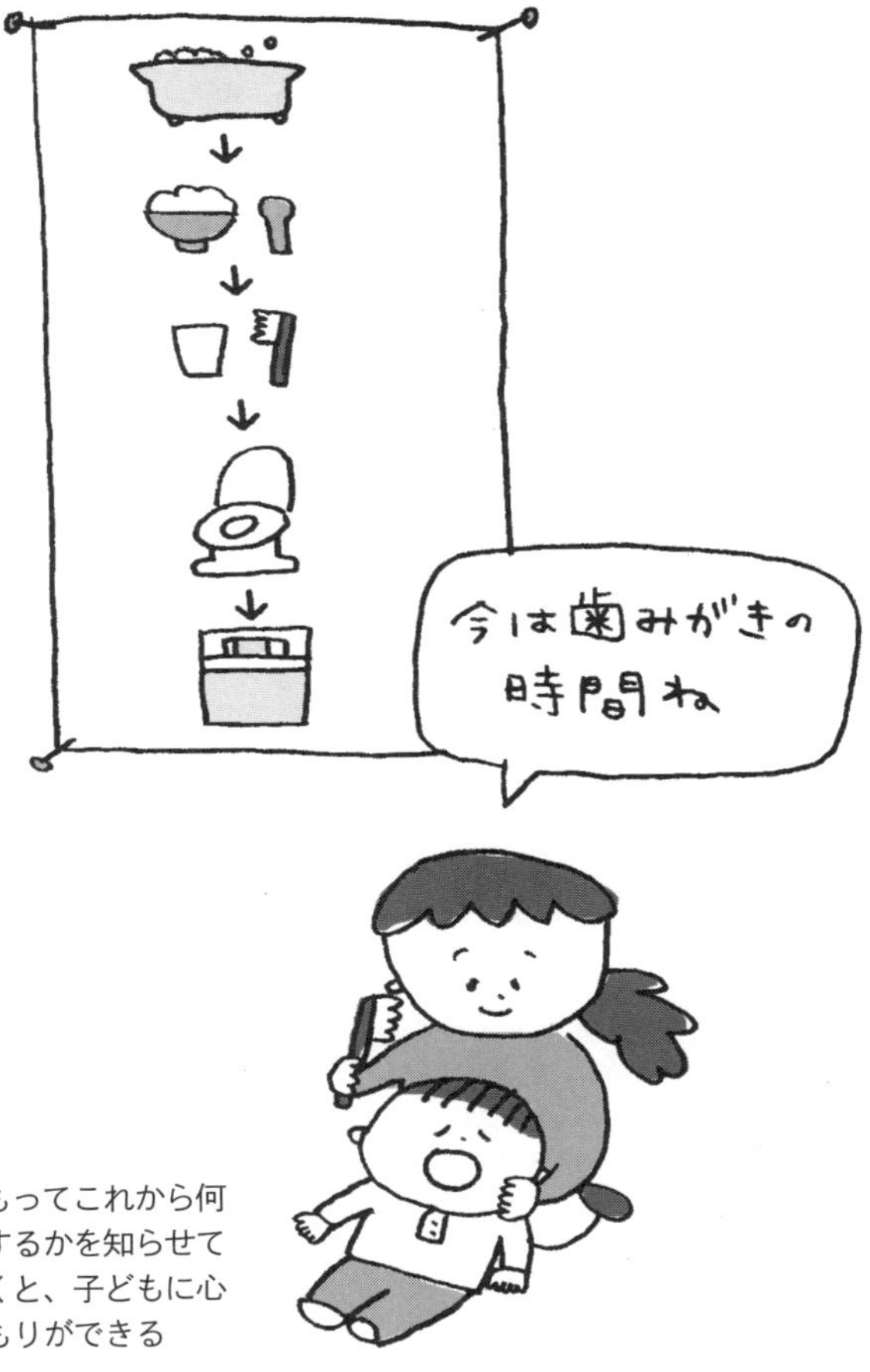

前もってこれから何
をするかを知らせて
おくと、子どもに心
づもりができる

例えば、1日のおおまかなスケジュールを絵にする、もしくは写真に撮って、「入浴→食事→歯磨き→トイレ→就床」というような手順をビジュアルで見せながら納得してもらいながら進めていくというのも1つの手です。

②夜中にミニカーで遊んでしまう

お気に入りのおもちゃが目に入ると、どうしてもそちらに気持ちがいってしまいます。入浴の前にミニカーで遊ぶことにして、終わったら「また明日」と言って「ミニカーを片づける（見えないようにしまう）→入浴」という流れを試してみてはどうでしょう。うまくいかないときは、今度は入浴してから、ミニカーで遊ぶことも試してみましょう。「苦→楽」「楽→苦」どちらも難しいけれど、少しでもよいほうを採用しましょう。

ただし、寝室にはミニカーやｉＰａｄなどの遊び道具は持ち込まないようにしたほうがよいかもしれません。

③夜の散歩や車のＤＶＤ

苦肉の策ではありますが、これらは逆に脳を覚醒させてしまう可能性もあるので、楽しいことはできるだけ日中に行ったほうがよいかもしれません。

けんたくんにはもう1つ、「白米大好き！」という傾向があります。それなら白米を常食として、あまりバラエティーに富んだメニューを目指さないでよいかと思います。ここは**省エネで手を抜いて**ください。

ただ1つポイントがあります。お母さんはけんたくんの前で、**けんたくんが食べようとしないメニューをおいしく食べて**ください。そのうちけんたくんが「食べたい」と思ってくれたら、もったいぶって「どうぞ」とあげてください。

これまでも十二分に試行錯誤し、対応してきたお母さんです。けんたくんがちゃんと眠れるように、いろいろと食べられるようにと頑張りすぎてしまうと、心身共にしんどくなってしまいますので、無理せずできることから試してみてください。

また、保健センターからもいろいろと助言がありますが、それらは参考程度にしてください。**「うちの子はそういった標準的な助言を超えた大物なんだ」**ととらえ、「なかなかの規格外だな」と自覚して、**けんたくんオリジナルのかかわり**を考えましょう。

お母さんの休息をなんとか確保して

けんたくんが赤ちゃんのころから不眠不休で頑張ってきたお母さん。日中にもやることがたくさんあるお母さんとしては、とてもとても疲れる日々だったことでしょう。本当にお疲れさまです。まずは、**ゆっくりと休んで**ほしいと思います。

夫婦交代で1人で眠る時間を確保するか、日中にお母さんが休息を取れる方法を探してみましょう。パートナーが忙しくて協力を頼めない、核家族で近くに頼れる身内がいないという場合、社会資源の利用にも目を向けてみてください。保育園が行っている一時保育や地域のファミリーサポートに子どもを預ける、子育て支援センターで相談してみるなど、何かしらの窓口があるはずです。自治体の役所などに問い合わせてみてください。

ネットでいろいろ調べているとかえって心配になります。けんたくんの行動の理由や望ましいかかわりについて知りたいという思いが強くなったら、けんたくんの様子を医療機関に相談するのも1つかもしれません。

その相談相手が僕だったら、まずは一緒に困ることから始めるでしょう。**時間はかかりますが必ず改善します。同時に変動もします。悪いときばかりではありませんが、良いときばかりでもありません。**一緒にああだこうだと話し合いたいと思います。

けんたくんの心と行動に寄り添うヒント

けんたくんの姿から考えられるのは、「五感が鋭い」ということです。その過敏さは今は「睡眠」や「食事」に影響を及ぼしていますが、その背景にシーツなどの肌触り、音、光、振動などといった刺激が関係しているのかもしれません。

今後、けんたくんが見せる姿は変わっていくこともあるかもしれませんが、そこに「けんたは感覚が人より鋭いのかもしれない」という理解があると、「では、どうしたら？」というヒントが見えやすくなるだろうと思います。

コラム1

子どもの睡眠

子どもの睡眠に関しては、生後3か月までは14～17時間、それから11か月までは12～15時間、1～2歳までは11～14時間、3～5歳までは10～13時間の睡眠が必要とされており、4歳くらいまではお昼寝も必要と言われています。これだけの時間が必要ということは、4歳くらいまでの子どもの発達にとって、睡眠はとても重要なものであると言えるでしょう。

睡眠リズムは、ほぼ24時間周期で変動するようになっていて、脳にある概日《がいじつ》時計によって支配されていますが、多少のズレがあります。このズレを修正するのが目から入る光や食事をするタイミングだと言われています。

夜遅くまでテレビやスマートフォンなどの光にさらされていると、不眠傾向になり夜型の睡眠リズムになります。一方で、早い時間帯の決まった時間に寝ると、睡眠リズムを安定させます。また睡眠は深部体温が低下している必要があるので、寝苦しいほど暑い夜や入浴後などは、なかなか寝付けないものです。

睡眠リズムが整いにくい子に、早く寝るよう促すことはとても難しいことです。そろそろ寝てほしいという時間帯にはできるだけ強い光を見せないようにする、入浴は早めの時間にすませるなど、できそうなところからチャレンジしてみるとよいでしょう。少しずつでも睡眠のリズムができてくると、生活リズムの安定にもつながっていきます。

乳児期　ストーリー３

言葉がなかなか出ない、たかしくん（３歳０か月）

たかしくんは3歳児健診で言葉の遅れがあるかもしれないと言われ、ことばの教室*や専門医の受診を勧められました。

歩き始めが遅いなど、全体的にゆっくり育っている印象はありましたが、指さしは出ていたし、簡単な指示も理解できていたので、1歳半健診では「様子を見ましょう」と言われたたかしくん。

でも2歳半になっても口にするのは「ピャー！」「プー！」といった言葉が多く、周囲が理解できる言葉は「ママ」「パパ」「ワンワン」「ブーブー」といった単語を言うくらい。目線もあまり合いません。語彙がなかなか増えていかず、コミュニケーションが取れている実感がもちにくい、周りの子はもう文章を話しているのに……と両親は焦りを感じ始めていました。

保健師に遅れを指摘されて「やっぱり」と思う一方で、そのことをすんなり受け入

＊言語の発達に心配がある子ども向けに設置された教室で、多くは通級指導教室や特別支援学級で行われている。発音の指導や話すことにかかわる学習などをする教室。

れられない複雑な心境のお母さん。ことばの教室に行けばしゃべれるようになるのか、専門医の受診は本当に必要なのか、来年度幼稚園に入ってお友達とやっていけるのか、1人浮いてしまうんじゃないか、幼稚園に入ると突然しゃべるようになったという話も聞くからたかしくんも大丈夫なんじゃないか……など、気持ちは行きつ戻りつして揺れています。

お母さんは、「たかしくんと頑張っていかなくては」と自分を叱咤激励しつつも、正直、この事態を受け止めきれず、「これからどうなるんだろう?」といった不安ばかりで希望がもてずにいます。

キーワード

言葉の遅れ、3歳児健診、ことばの教室

解説3
「たかしくんの言葉」に注目して

1歳半健診で「様子を見ましょう」と言われ、その後の育ちを見てハラハラと過ごしてきただろうお母さん。3歳児健診で「言葉の遅れがあるかもしれない」と言われてとても驚いたでしょうし、ショックも受けたことでしょう。

2歳半になって初めてたかしくんが発した言葉は、お母さんの人生の中でもきっと大きな出来事であり喜びであったと同時に、心中ではずっと不安と焦りが渦巻いていたのだろうと思います。

今回、ことばの教室や専門医の受診を勧められたようですが、その必要性をめぐって、また別な心配がお母さんの心を占めています。

現状、家族の間でできそうなこと

専門家の助言やことばの教室のかかわりも有益だとは思いますが、**家族の戸惑いに**

加え、現状、専門機関での受診までには時間がかかってしまう場合も少なくありません。そこでまずは「今、自宅において家族間でできそうなこと」を考えてみました。

育ちの経過や現状の確認と、そこから想像できることをまとめておく

たかしくんには、次のような特徴がありました。

- 最初は指さしもあり、簡単な指示は理解できていた。
- 言葉は多少発するようになったが、それでは指さしよりも交流が深まらない。
- 相手を認識するような眼差しを向けない。

もしかするとたかしくんは、指さしで相手が反応する程度の「薄いかかわり」のほうが得意なのかもしれません。同時に現状では、まだたかしくんに**「思いを置き換える言葉」**が十分に蓄積されていないのかもしれません。

それなのに周囲が言葉中心のやり取りをしようとすればするほど、たかしくんは途方に暮れてしまったのかもしれません。

日常で意識したいかかわり

言葉を増やす、引き出すかかわりの前に、指さしが出て簡単な指示が通っていた時期に戻ってみませんか。おそらくそのときのほうが、お母さんもたかしくんとのコミュニケーションが取れていたという実感があるはずです。たかしくんもきっとそうなのではないでしょうか。まずは、たかしくんと一緒に**「わかり合える感触」を思い出してみましょう。**

そのときのオプションとして指さしのときに、「きれいな色だね」「たかしの好きな車だね」というように、たかしくん以上におしゃべりに**たくさんの言葉を添えてかかわってみてはどうでしょう。**

一緒に遊んだり、おいしく食事をしたり、散歩したりしながら、ひょっとするとたかしくんから「お母さん、うるさい！」と言われるくらいに言葉を浴びせてみてください。

どんどん話しかけていくことで、**動きに言葉があること、物に名前があること、「ありがとう」「はいどうぞ」など、人とのやり取りに言葉はつきものであることを、たか**

しくんに繰り返し伝え続けてみませんか。冷蔵庫を前にして「さあ、冷蔵庫を開けよう、開いた！」など、行動時に言葉を発して、意味ある言葉を蓄積してもらうつもりで、繰り返し、場面や状況に重ねて言葉を投げかけ続けてみてください。

その際、口調はゆっくりに、少し低めのトーンで。あまり感情を込めず穏やかな優しい語り口で静かに話し続けるというのがポイントです。

専門家と確認したいポイント

専門機関にかかるときは、次のようなことを伝えましょう。

- 「言葉が遅いかも」と言われてから今日まで、たかしくんにどういったかかわりをしてきたか。
- そのかかわりに、たかしくんがどういった反応を示してきたか。関心を向けてくれたか、そっけなかったか。

また、受診時に明らかにしたいポイントは次のようなことではないでしょうか。

①この3年間のたかしくんの成長の評価（周囲と比べるのではなく以前のたかしくんの姿と比べて、という視点で）。
②聴覚検査の必要性、構音（適切な発音）の様子。
③これまでのかかわりに加えてさらに必要なかかわり。

親として来年の就園、その後の成長変化の予測、小学校入学時の様子の想像、障害なのか個性なのか、発達がただゆっくりなのかそれとも遅れているのか……など、知りたいことはまだまだたくさんあると思います。

それでも、まだはっきりした「現実」を何も突きつけてもらっていない中で、私たちは何を受け止めればよいのか、というくらいの気概で、医師に「**で、私は、夫は、今この子にどうかかわっていけばよいのでしょう？**」と聞いてください。もし僕が聞かれたら、その親御さんがどのような心情でクリニックを訪れたのかを汲み取りながら、話をしていくと思います。

途方に暮れ、内心穏やかでない両親には……

たかしくんが今できていること、これまで親が上手にかかわってきたことを伝え、しばらくは親がたかしくんに気持ちよく、安心して向き合えるまで応援し続けます。

事実を明確にしたいと思っている両親には……

診察を重ねて心理検査と行動観察をし、両親からの情報も参考に、まず可能性のある「医学的な診立て」を伝えます。

意見の食い違いが見られる両親には……

それぞれの見解を確認して、診察室でこれからできるメニューを伝えます。例えば、言語聴覚士と医師とで交互に診察をして、子どもの様子を時間をかけて観察しながら日々のかかわりを一緒に考える、就園先を一緒に検討して就園後に連携を取る、ある程度の合意ができたら心理検査の実施も提案する、など。

ことばの教室を勧められたことにもクリニックに来たことにも納得できていない両親には……

クリニックに足を運んできてくれたことに感謝し、今一番心配なことや困っていることを教えてもらった上で、ここでできることを伝えます。まずは、「ここに来て悪い気持ちにはならなかった」という思いをもってもらえるように努めます。

専門家が大切にしたいのは、親が笑顔を取り戻すことができるようなかかわりを続けること。幻想ではなく希望を処方することだと、僕は思っています。

たかしくんの心と行動に寄り添うヒント

たかしくんは「人とコミュニケーションを取りたい」と思っているけれど、今のところそれがうまくいかない子ではないでしょうか。思いを伝えたいけれど適切な言葉のストックがまだ少なく、同時に自信をもって言葉を伝えることに不安や緊張が強いのかもしれません。

焦らずゆっくりと、しかし継続的に言葉をかけながらかかわり続けてください。時には大人が「あれかな」「これかな」とたかしくんの思いを想像し言葉にして伝えることで、多少は受け身的ではありながらも「かかわれた」「コミュニケーションが取れた」という実感を与えてほしいと思います。そのためにも、かかわる側が「たかしくんのまだ言葉にならない気持ち」をいろいろと想像して、言葉に置き換え続けてみてはどうでしょうか。

乳児期ストーリー4

頑固な、ゆかりちゃん（3歳4か月）

ゆかりちゃんは自分の意思をとてもはっきりと表明する女の子で、やりたいことにはしっかりと集中して取り組みます。その一方で、やりたくないことは頑なに拒み、お母さんが困ってしまう場面がよくあります。

例えば、ごはんの時間になっても食べたくない、お風呂の時間になっても入らない……。お母さんが何度言ってもダメで、しまいにはゆかりちゃんは泣いてしまうこともあります。

お母さんは、説得したり、怒ったり、妥協案を出してみたりもしますが、ゆかりちゃんは絶対に自分の主張を曲げません。結局、1時間以上泣いてしまってごはんは食べられず、大泣きするゆかりちゃんを無理矢理お風呂に入れる……などということもあります。お母さんは、毎日生活がなかなか進まないことに、とてもストレスを感じています。

来年度からこども園に入園するので、それまでに生活リズムを整えていきたいと思っていますが、これではとうてい難しい……と、お母さんは頭を悩ませています。前からちょっとしたことで火がついたように騒ぐなど、ゆかりちゃんには神経質なところがあるとお母さんは感じていました。なんだか不機嫌なことが多く、ゆかりちゃんに接するとき、お母さんもいつもイライラしてしまいます。正直、ゆかりちゃんのせいで自分が責められると感じ、かわいいと思えないことさえあります。

こんな状態で入園して大丈夫？　先生を困らせてしまうのでは……？　ゆかりちゃんの頑固さはどんどん強まっている感じがして、お母さんの不安は増すばかり。自分の子育てにも自信をなくしています。

キーワード

生活の切り替え場面で激しく抵抗、生活の進まなさ、神経質、入園の不安

解説4 年中無休のお母さんの苦悩

3歳で自分の意思をはっきり表明できるなんて、ゆかりちゃんは素敵な子ですね。その竹を割ったような性格はうらやましい限りです。

でもそれに**1日24時間年中無休でかかわる親にとっては、ゆかりちゃんの自己主張にイライラしたり腹が立ったり、何か自分の子育て力に問題があると思い込んでは落ち込んだり**することもありますよね。それらは至極まっとうな思いです。

はっきりと意思表明するゆかりちゃんの言動が親にとって好ましいものであれば、親はストレスを感じることもなく、当然相談も必要はありません。でも今の状況はお母さんにとってとても悩ましく、ゆかりちゃんは「手強い娘」なわけです。

来年度から始まる集団生活までに、どうやったら周囲と足並みをそろえられる？　周囲から「もっとしつけなさい」と言われても、これでも一生懸命やっているのに……。どうかこれ以上、母である私を責めないで。でないと、娘のことを愛せなくなってしまう、かわいいと思えなくなってしまう……。

お母さんの切実な叫びが聞こえてきそうです。こんな場面に出合うと、僕は「子育てほど難しく大変な仕事はない」とつくづく思うのです。

僕自身、子育てに協力的とは決して言えない父親だったので、母親としてかかわり続けた妻には今振り返っても頭が下がります。

診察室で出会うお母さんに対しても、助言の前に「えらいなぁ」という言葉しかありません。でもクリニックに来る親は、僕がいくら褒めてもいくらねぎらっても、変わらない日常に疲労困憊《こんぱい》しているのです。ですから、今の苦労を少しでも軽減する手立てを僕は考えます。

ゆかりちゃんの気持ちを想像してみる

意思表示をはっきりできるゆかりちゃんですが、自分で生活を組み立て、自立できる年齢ではありません。まだまだできないこともたくさんあります。そんなゆかりちゃんはどんな心境でいるのか、ちょっと想像してみましょう。

「やりたくないこと」の中には、「できないこと」もあるのかもしれません。「今は」

やりたくないのかもしれません。やろうと思っていた矢先に周囲に口を挟まれたことで「自分がやろうと思っていたことではなくなってしまった」と感じてしまうのかもしれません。自分の気持ちが侵害された、邪魔されたという感覚です。

僕たちがゆかりちゃんに、簡単に「やってみようか」とか「こうしてね」などと提示することが時に災いになっているとしたら、僕たちができる工夫は、**ゆかりちゃんが安心してできるように環境を調整する、あるいは、やらせたくないことに対しては、それができないような環境をつくり、新たなかかわりをつくり出す**ということです。

ゆかりちゃんが今どんな気持ちでいるのか。きっと最大の理解者はお母さんだと思いますが、あまりにも関係が近すぎて見えにくくなっている場合もあります。別な視点で、お父さんや実家の両親にも聞いてみてもよいかもしれません。お母さんが信頼できる（これが最も大切）相談相手を数名もっていると、孤軍奮闘しないですみます。

ゆかりちゃんの心に近づくには

僕は**「わがまま」というのは、自分の思いを尊重する姿勢**だと考えています。それを「しつけ」として強くコントロールしようとすると、相手によっては「支配された」「服従させられた」という意識を強くもたせてしまう場合もあるかもしれません。

しかし、自分の強い思いだけだと周囲と足並みをそろえることができないこともあり、「一緒に何かをする」という喜びを獲得しにくくなります。ですから、その関係性の中で足並みをそろえるには、「親や周囲から足並みをそろえるように強制される」か、「自分から周囲に足並みをそろえる決心をするか」のどちらかです。

前者の場合、どうしても納得できない場合もありますが、自身のやり方を変えるほうが不安が大きくなるので、強制されたほうがホッとする場合もあります。また、無策でいるよりも、うまくいきそうな提案に安心する場合だってあります。後者の場合、持論を変えることに不安が強ければ選択できません。でも、何か自分にとって益があると感じられれば、変えることができるかもしれません。

どちらにしても**「自分が尊重され、大切にされた」という思いを返してくる人が相手なら、ゆかりちゃんも積極的にあるいは渋々納得してくれる**かもしれませんが、3年間の人生経験においてそのような「相手」とは、やはりお母さんになる場合が多いわけです。せめてお父さんもほぼ同格程度に位置づけてくれたら、お母さんの疲れは少しは減少するかもしれませんね。でも、これはなかなか難しい……。

ゆかりちゃんが「自分が尊重された」と感じられるかかわりとは、行動の「良い・悪い」の判断をするのではなく、**「ゆかりちゃんはこっちをしたかったのね」と心に近づき、言葉にすること**。それが当たっていたなら、ゆかりちゃんからの信頼が1ポイントゲットできます。外れならさらに修行が必要です。

初めは、**ゆかりちゃんの土俵に乗らせてもらい、信頼を獲得することができて、さらにゆかりちゃんに多少の余裕が生まれたら、こちらの土俵に来てくれるかもしれない**、そんなイメージです。

言動の意味を言葉にし、確認していく

僕が相談を受けたなら、前述したようにゆかりちゃんの様子からその思いを言葉にして、お母さんと答え合わせをしていきます。**ゆかりちゃんの言動の意味を僕たちが言葉にする**ことをまずは大切にします。

その上でお母さんをねぎらい、かかわりに余裕をもってもらえればと思います。同

時に、実はゆかりちゃんのこの頑固さはそうそう変わるものではないので、「今のこのゆかりちゃんとつき合っていく」という気持ちになってほしいという思いもあります。

そんな中で、例えば「ゆかりちゃんは今、疲れているのかもしれませんね」と僕が直観で口にすると、お母さんは「ああ、確かに2日前にピアノの発表会がありました」と思い当たるエピソードを語ってくれることがあります。これは、ゆかりちゃんと密度の濃い生活を共にしているからこそです。

ですから、お母さんに「そうだったのですね。ゆかりちゃんの言動や様子から、お母さんはしっかりとゆかりちゃんの心をつかんでいますね」と伝えます。

そのとき、お母さんがホッとするならよいのですが、安堵した雰囲気でないときは「やはり私が、私だけが頑張り続けないといけないんだ」と感じさせてしまったのかもしれません。そのときは称賛するのではなく、僕はお母さんに休息を勧めます。

相談を重ねても、お母さんの日々の心労はそれほど劇的には消失しないでしょう。でも、「さすがですね」という敬意の中で、お母さんが「ゆかりちゃんの思いを、実は正しく理解できていたんだ」と改めて自覚され、少しずつ自信を回復していけることを目指したいと思います。同時に頑張らせないことも心がけます。ゆかりちゃんの人柄を一緒に理解し合うことで、お母さんの孤立を防ぐことになればと願っています。

ゆかりちゃんの心と行動に寄り添うヒント

ゆかりちゃんは正義感が強く、曲がったことが大嫌いと感じさせる一方で、実は、人に厳しく自分に甘いといった側面も今後見えてくるかもしれません。そんなゆかりちゃんの姿が気になり、この気性をどうにかしなくてはと思うことも出てくるかもしれません。しかし、それはゆかりちゃんの生まれもった気質であって、直す・直さないといったものではありません。これがゆかりちゃんの持ち味なんだよね、昔から竹を割ったような性格だったものねえ……というふうに見ていけるとよいなと思います。

幼児期（3～6歳ごろ）初めての集団生活への不安

多くの子が保育園・幼稚園などで集団生活を経験することになる幼児期。子どもの社会デビューの時期とも言えるかもしれません。

お友達ができるか、どういったかかわりを見せるか、園の先生はわが子とうまくかかわってくれるだろうか……。今まで家の中で、自分の目で見てかかわってきたわが子のちょっとした冒険を前に、ここでもやはり親は、期待と不安がない交ぜになっていることでしょう。

子どもが園で不安なく過ごせるように

「わが子にとってどのような集団生活環境がよいのか」は親の大きな心配事であり、就園先の選択に頭を悩ませる人は多いのではないでしょうか。

乳児期から保育園にいる子にとっても、個々へのかかわりが手厚かった家庭的な保育から、子ども同士のかかわりの比重が大きくなるクラス生活への移行で、保育園での過ごし方は大きく変化します。乳児期にすでに保育者からかかわりの難しさを指摘されていたりすると、親はより大きなクラス集団での生活に不安を感じているかもしれません。具体的な親の心配事としては、次のようなものがあります。

とてもシャイで警戒心が強い子

園に行きたがらないのでは？　親と離れるのが困難なのでは？

多動な子・衝動性の高い子

じっとしていられないのでは？　友達とすぐけんかになってしまうのでは？

言葉でのコミュニケーションが難しい子

友達とのやり取りにおいて言葉よりも手が出てしまうのでは？　先生の指示が理解できないのでは？

また、「親がちゃんと育ててないように思われるんじゃないかしら……」と周囲の雰囲気にアンテナを高くしているお母さんもいます。

大事なのは「子どもが園で不安なく過ごせること」。そのような視点で園を選択し、就園先が決まったら、集団生活の不安をできるだけ率直に就園先の保育者に伝えておくとよいでしょう。そして、**家庭と園とが連携し、互いにねぎらい合えるような関係**をつくっていくことを目指したいものです。

集団の中で浮かび上がってくる〝気になる〟姿

例えば幼稚園の発表会。クラスのみんなで歌をうたうとき、Aちゃんは1人フラフラとステージから降りていってしまい、孫の晴れ姿を楽しみに来ていたおじいちゃん、おばあちゃんはがっかりしてしまいました。

参観日、製作活動に取り組む時間にBくんは1人床に寝転んだり、パズルをして遊んだり、立ち歩いて友達やお母さんたちに話しかけて回ったり……。お母さんは恥ずかしさとBくんへのいらだちを抱え、早く終わってほしいと願いながらそこに立っていました。

幼児期は**子どもの気になる行動や姿が集団活動の中で目立って**きます。そういった姿を家族が日の当たりにしたり、お迎え時に保育者から「今日も○○ちゃんをたたいてしまって……」と繰り返し報告されたりして、**これまで感じていた漠然とした不安が明確な課題として見えてくる**ことがあります。

揺さぶられ続けるお母さんの心

このような課題が見えてきたとき、お父さんが協力的に伴走してくれるのか、それとも「子育ては君に任せた」とお母さんに問題を預けてしまうのかで、お母さんの負担がずいぶん変わってきます。僕の経験からは、お母さんは割と早い段階でわが子の育ちへの疑問を抱き、お父さんは「そんなの心配しすぎだ」「俺がどうにかしてやる」と構える人が多い印象があります。そこで、**お母さんとお父さんの思いが食い違っていって**しまうのです。

また、そこに子どものおじいちゃん、おばあちゃんの思いも加わってきます。「あなた（お母さん）がもっと厳しく言わないと」「（お母さんが）仕事を辞めて育児に専念したらどう？」「気にしすぎよ。あの子（お父さん）が子どものころ）もそうだったんだから……」。**子どもを思って発せられた言葉であることは間違いないのですが、こういった言葉がお母さんを追い詰め、家族の衝突を招いてしまう**こともあります。

さらに、園の先生からは「おうちでも頑張ってやってみてくださいね」「まだオムツが取れなくて……」などと言われ落ち込んでしまいます。また、友達とトラブルを起こしやすい場合、なんとなくママ友ともぎくしゃくしてしまいます。

やっぱりみんな私の子育てを責めている、誰も私のつらさをわかってくれない、これ以上何をすればいいの？　こういった思いを抱えて**孤立してしまいがちなお母さんのサポートも、乳児期から続く重大な課題**です。

そんなときに療育*機関などで「この子のペースでゆっくり育てていきましょう」とサポートしてもらえると、「やっと居場所が見つかった」とホッとできる一方で、「でもやっぱりうちの子ってこういうサポートが必要な特別な子なんだな」という気持ちも出てきたり……。**お母さんの心は揺れ続けます**。

幼児期になると、専門機関につながって発達障害と診断をされる子もいます。わが子の障害名を告げられたときの親の心情や表し方は千差万別です。ショック状態から抜けられない人もいれば、どうしようもない怒りや悲しみを感じる人もいる。子ども

*障害のある子どもやその可能性がある子どもに対し、個々の発達の状態や特性に応じて、丁寧に子育てをすること

に対して申し訳ないという気持ちになる人もいますし、治癒の方法を必死に探し求め続ける人もいます。

「障害の受容」という言葉をよく耳にしますが、**保護者の心情を考えると、周囲がそんなに簡単に差し出せるような言葉ではない**だろうと、僕はつくづく感じています。

次ページから、この時期の3つのストーリーを紹介していきます。どれも、園での集団生活の中で浮かび上がってくる子どもの姿であり、それに対する親の思いや保育者の思いが描写されています。

幼児期 ストーリー5

クラスにいられない、かなちゃん（3歳10か月・年少児）

かなちゃんは、3歳児健診でコミュニケーション面の育ちが気になると言われました。病院にかかったところ知的な遅れはなく、自閉スペクトラム症の疑いがあるけれど様子を見ましょうと言われ、4月から幼稚園に通っています。お母さんは入園のときにそのことを園に伝えましたが、まだ「疑い」であって、正式な診断を受けたわけではないということで、特に加配*は付いていません。

登園して朝の体操の時間、かなちゃんはそこにいるのがとても嫌そうで、フラフラと1人砂場のほうへ行ってしまいます。お部屋で歌をうたったり、製作活動をするときも部屋から出ていってしまうので先生が慌てて止めると、「イヤーーーーッ！」と高い大きな声を上げて体を揺すり、抵抗するかなちゃん。声をかけて一生懸命落ち着かせようとするとますます泣いてしまって、落ち着きを取り戻すまでに時間がかかります。先生はほかの子どもたちを置いてけぼりにするわけにもいかず、1人担任でこ

＊保育施設などで、発達上の心配がある子どもを手厚くサポートするための制度。配慮の必要性が認められると予算が割り当てられ、規定の保育士人数にプラスして加配保育士が付く。

の状況に対応する難しさを感じています。

かなちゃんは確かにいろいろな面でゆっくり育ってきましたが、幼稚園に入るまでは勝手にどこかへ行ってしまったり、パニック状態になったりすることはめったにありませんでした。むしろ1人で静かに遊ぶことが多くて、手がかからない子だなあと思っていたくらいなので、今の状況にお母さんも少し驚いています。

幼稚園にお迎えに行くと「今日もかなちゃん、泣いてしまって……」「お部屋からいなくなって探したら、園庭で1人で遊んでいました」という話を聞くことが多く、最近は幼稚園に連れていくときに、ひどくグズってしまって大変です。

そのうち園から外に出ていってしまうのでは……とお母さんは心配しており、なんとか加配を付けてもらえるよう園に相談できないか悩んでいます。

キーワード

コミュニケーション面の育ち、3歳児健診、自閉スペクトラム症の疑い、加配、感覚の過敏さ、パニック、安心できるかかわりや環境調整

解説5

幼稚園での過ごし方に戸惑っている？

まず、コミュニケーション面の育ちが気になるというのは、**双方の意思伝達がうまくいかない、わかり合いにくい**ということだろうと思います。

逆に、朝の体操や歌をうたう時間、製作活動のときに、かなちゃんと先生との間で「これこれの理由で、ここから出ていってもいいですか？」「わかりました。じゃあ、15分したら戻ってきてくださいね」「はい」というやり取りがあるなら、ふらふらと、あるいは無断で出ていくわけではないので、コミュニケーションが取れたということになります。

または、「これから朝の体操をするけれど、かなちゃんは参加しますか？ それともお砂場で遊んで、体操が終わったら戻ってきますか？」「私は砂場に行きます」というのであれば、わかり合えたということになりますね。

今のかなちゃんの生活には、こうしたやり取りが成立していないと理解できます。幼稚園に入るまで、かなちゃんは勝手にどこかへ行ったり、パニック状態になったりはしない子でした。むしろ、自分の世界で穏やかに生活していたようです。家ではたとえ言葉が十分ではなくても、お母さんとのやり取りができていたのでしょう。

かなちゃんは今、これまでのやり取りができないということは、**幼稚園での過ごし方に戸惑っている、困っている**のではないでしょうか？

園生活をかなちゃんの視点から見てみる

かなちゃんは幼稚園の生活の中でどのようなことに戸惑っているのでしょうか？さまざまな場面について、かなちゃんの視点に立って想像してみましょう。

例えば、登園後のスケジュールが把握できず、心の準備のないまま突然体操が始まってしまう。また、なんの脈絡もなく歌をうたえと言われる、最終的にどういったものが完成し、それにはどの程度の手順が必要なのかが不透明な製作活動をやらされそうになる……。

そんなとき、かなちゃんは**回避や拒否をすることで、自身の不安に折り合いをつけようとしている**のでしょう。だから、かなちゃんのやろうとしていることを止めたり、説得してやらせようとすると、さらに泣いて拒否するのだろうと思います。

一般に私たちは何かをさせられそうになったときに、無理矢理だと感じたり、納得できなかったりすると、次のような言動を示すのではないでしょうか。

①あきらめて行う
②おもしろくなさそうに行う
③抵抗、拒否をする
④無視してやらない

「争いを避けて従順に」という気持ちがあれば、①か②の行動を取るでしょう。「断固拒否」という③なら、暴れる、泣く、出ていく、となるかもしれません。ガードを固くして自分の遊びやペースを守ろうとするときは、④になるでしょう。③や④を続けても強制されれば、最終的には①か②になるかもしれません。

また、いくら頑張ってもできないような課題であれば、やらせようとしている相手に怒りをぶつけたくなるか、できない自分を責めたくなるかもしれませんよね。

このようにいろいろと想像を巡らせてみると、これから何が起こるかわからない中で不安を抱えているかなちゃんに、「これこれをします」「これは今はしません」「この後にそれをします」というように**わかりやすく伝えた上で、かなちゃんが問題なくやれれば「納得ずく」、やらないなら「できないか、やりたくない」という意思表示**だと理解できます。つまり、**そこでやり取りができる**ことになります。

安心できるかかわりや環境調整を考える

生活が「わかりやすく」なり、かなちゃんが安心して園生活を送ることができる環境をつくるために、家庭と園とが連携していく上でのヒントをいくつか挙げてみます。

かなちゃんが安心できる場所をつくる

まずは、「1人で静かに遊ぶことが多くて手がかからない子」という情報に加え、「家ではどんなふうに過ごしているか」をお母さんから教えてもらいましょう。

1人で静かに遊べるのであれば、**園の中で1人で過ごせる場所を確保**しておいてもよいかもしれません。ある幼稚園では、登園したら別室で保育者と1対1で自分の好きなことをして過ごし、気持ちを整えてからみんなのところに参加するという工夫をしています。

安心感がなかなか得にくい場合は、**お母さんと一緒に別室で園の先生と過ごす時間をつくってもよい**かもしれません。

1日の流れをわかりやすく伝える

園の**1日のスケジュールを、別室で写真やイラストなどを用いてわかりやすく伝えておくのも1つの方法**です。一度にたくさんの情報を伝えるのではなく、一部分を伝えて過ごした後、別室でその後のスケジュールを伝えるようにしてもよいかもしれません。

言葉だけでは伝わりにくいことも、写真などがあればわかりやすくなります。せっかく静かなところで、1対1でのやり取りができるのですから、写真を見せるだけでなく、**短い言葉を添えるとよい**でしょう。可能であれば、**どの先生が対応しても同じ流れで伝えられる**とよいですね。

●「やること」の流れをわかりやすく

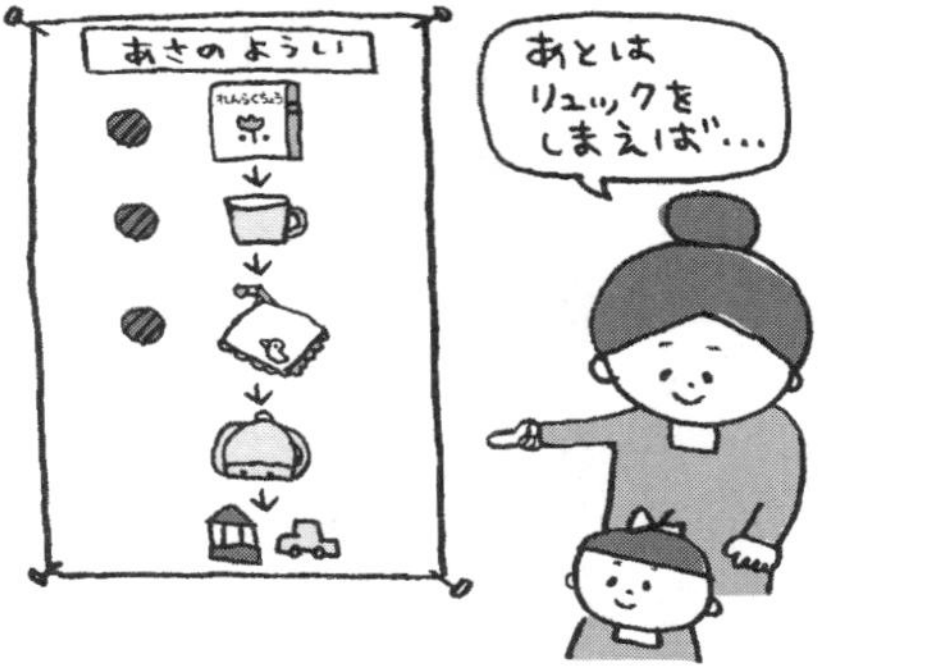
あさのようい
あとは
リュックを
しまえば…

できたところまで、印（シールやマグネット）を付けると
達成感が生まれ、次にやることもわかりやすい

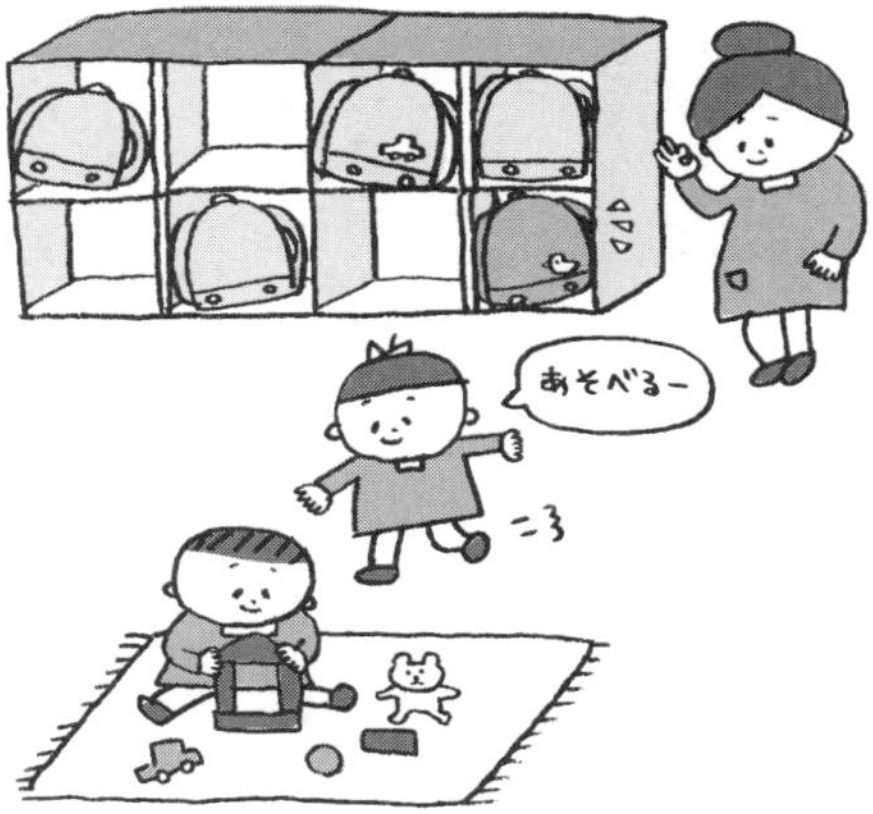
あそべるー

園で行っているわかりやすいスケジュールの提示は、**自宅で「今日の様子」を振り返るときや「明日の予定」を伝えるときにも使ってみて、その伝わり具合を確認**します。そして、よりわかりやすくなるような改良のアイディアを見つけたら、お母さんと先生とで教え合い、さらにバージョンアップしていくとよいかもしれません。

ここでお母さんにお願いしたいのは、前述したかかわりを続けてかなちゃんが落ち着いてきたときに、**先生をねぎらい、称賛してほしい**ということです。**先生が手応えを感じてきたら、かなちゃんとの関係性が深まってきた証拠**です。

苦手な感覚や不器用さがないかどうかを確認する

お母さんに、**ある特定の音や光、場所などにかなちゃんが特に不安がったり、怖がったりすることがないかどうか**も確認しておきたいものです。

生来的に五感のどこかが特に優れすぎている子がいます。そういった子たちは、例えば、ちょっとした音も拾ってしまう、特定の波長をひどく不快に感じる、蛍光灯の明かりなどをとてもまぶしく感じる、微妙な振動音が不快で不安・恐怖に感じてしまう。味覚もあまりにも過敏だと、ちょっとした味の違いを察知して口に入れることに抵抗を感じるといった姿を見せることがあります。また、不器用さを確認しておきます。

かなちゃんの場合だと、歌の時間が苦手ということは音が嫌なのかな？　不協和音が苦痛かな？　伴奏の音が嫌なのかな？　製作活動なら、手順がわかりにくいのかな？　かなちゃんにとって難しい動き（細かな手指の動きなど）を要求していないかな？　というようなことを、お母さんと相談して情報交換しておくとよいでしょう。

幼稚園でできる工夫はまだまだたくさんあります。先生とお母さんとで作戦会議を開き、その結果をかなちゃんに「明日からこうなるよ」と伝えられるとよいですね。

誰だっていつものようにいつものことができていれば安心できるけれど、自分の中で見通しがもてなくなると不安になるものではないでしょうか。今のかなちゃんは、まさに**幼稚園での過ごし方が把握しきれず、そこに苦手さが加わって不安や恐怖感が強くなり、さらに突然の出来事に翻弄されているのだろう**と想像できます。

ただ、ここでの大きな課題は、**このような丁寧なかかわりをたくさんの子どもたちにかかわる先生にどこまでお願いできるか**、ということです。担任1人でこの状況に対応する難しさはお母さんも感じていて、「先生に無理は言えない」という心境になっているのだと思います。

そこでお母さんが考えているのが「加配」という手立てです。

加配の利用の仕方は自治体によって異なり、申請するにあたっては医療機関からの診断書を要請される場合がほとんどです。そのあたりも確認し、家族の思いを調え、「かなちゃんと担当教諭のために」、園とよく相談することをお勧めします。

かなちゃんの心と行動に寄り添うヒント

かなちゃんを心配させないために必要なことは、毎日のスケジュールを、絵や写真を使ってわかりやすく提示してあげることです。苦手なことも探っておくとよいでしょう。これから先も、不安そうなしぐさを見せたときは、かなちゃんが何かしら不安や恐怖を抱えたからと想像し、どうすればかなちゃんが安心するかを考えてみるとよいでしょう。

幼児期　ストーリー６

友達に手が出てしまう、さとしくん（４歳６か月・年中児）

さとしくんはよく友達を攻撃してしまいます。相手に手を出されたり、嫌なことを言われたというわけではないのに、突然物を投げたり、友達をたたいたり、暴言を吐いたりしてしまうのです。「痛いからたたくのはやめよう」と話すと「うん」と答えますが、すぐ同じことの繰り返し。スイッチが入ると自分でも止められないようなのです。

４歳になって発達支援センターで相談すると、注意欠如・多動症（ＡＤＨＤ）かもしれないと言われたさとしくん。そのことは担任にも伝えていますが、なかなか対応が難しく、保育園の先生たちは頭を悩ませている様子です。

先生から「一度、園での様子を見てください」と連絡があり、陰から見学したお母さんが目にしたのは……。自由遊びの時間に１人、ブロックで遊んでいたさとしくん。「入れて」と声をかけてきた男の子をブロックでたたき、止めに入った先生には「ぶっ殺すぞ！」と怒鳴り散らしてしまいました。また給食の時間には「いただきます」が待てずに1人で先に食べ始め、おかわりの時間になると先生のところへ一目散にダッシュ。前にいた女の子を突き飛ばしてしまいました。連絡帳でもこのような報告が多く、そのたびにお母さんは謝りに行く日々です。クラスでは「さとしくんは何をするかわからない子」というイメージがすっかり定着してしまい、怖がられています。

さとしくんから何回もたたかれた子のお母さんから担任に苦情もありました。

そしてとうとう、園長先生から「ADHDかもしれないとみなさんに説明しませんか?」という提案が。先生に迷惑をかけているし、送り迎え時の肩身の狭い思いを考えると、周囲に知らせたほうがよいのかもと思う一方、まだはっきり診断されたわけでもないのに……と抵抗感もあります。お母さんがお父さんに相談すると、「ADHDかもと言われていることは絶対に公表するな」と言われてしまいました。

キーワード

注意欠陥・多動症、友達とのトラブル、ママ友とのやりにくさ、周囲へのカミングアウト

解説６
今一度、「さとしくんの思い」に立ち返ってみる

さとしくんの日常の様子から、彼を取り巻くいろいろな人たちの複雑な思いが伝わってきます。まず、周囲に迷惑をかけている場面のオンパレードのような連絡帳を日々確認するお母さんの心情、さらに謝罪に奔走する姿は、痛々しいものです。

確かに、たたかれる子の親が「うちの子は何もしていないのにどうして？」という行き場のない思いを抱える気持ちもわかります。当然です。

その互いの思いを見続けている職員の複雑な思いもつらいほどわかります。そして、「この段階で周囲の親にさとしくんの行動の原因を説明する（ここでは診断名を公表する）ことで、さとしくんをこれ以上追い詰めないことができるかもしれない」と提案しながらも、正直それが最も得策とは思ってもいない保育園側のジレンマも。きっと、ほかに手立てがないと悩んだ末の提案だったのではないでしょうか。

それほど追い詰められている状況の中で、「今一度さとしくんの気持ちに思いを馳せ、何かできることを考えてみましょう」と言うこと自体、ちょっと出遅れ感がある

乳児期（０～３歳ごろ）
幼児期（３～６歳ごろ）
就学期（６～７歳ごろ）
学童期（６～12歳ごろ）

かもしれませんが……。物事に手遅れなどはありません。誰も納得できないことを急ぎ進めるよりも、まずは深呼吸してから、足元を確認してみませんか？

さとしくんの言動にある「真の気持ち」

さとしくんの怒りと暴力の理由がつかめず、みんなが戸惑ったり悩んだりしています。まず、そんな「わかりにくいさとしくんの言動」にある「真の気持ち」を想像するところから始めてみましょう。

さとしくんの言動について、次のようなことが確認されています。

①自由遊びの時間に１人ブロックで遊んでいたさとしくん。「入れて」と声をかけてきた男の子をブロックでたたき、止めに入った先生には「ぶっ殺すぞ！」と怒鳴り散らした。

②給食の時間に「いただきます」が待てずに１人で先に食べ始め、おかわりの時間になると先生のところへ一目散にダッシュ。前にいた女の子を突き飛ばした。

①については、男の子をブロックでたたいたのは「1人で遊びたかったのかな？」「ブロックを取られると思ったの？」と確認してみると、さとしくんが取った行動の意味がわかるかもしれません。同様に、止めに入った先生に「ぶっ殺すぞ！」と怒鳴ったのは、「叱られると思ったの？」「先生にブロックを取られてしまうと思ったの？」と聞くことも可能です。この言葉も、好きなテレビの番組で知ったセリフかもしれません。これは、あとでお母さんと確認しておきたいところです。

②については、「早くおかわりをしたかったのかな？」「おかわりがなくなったら大変だと思った？」と聞くと、先を読んでの焦りや性急さゆえの行動だったのかどうかを確認することができます。

また、「ぶっ殺すぞ」や「いただきます」が待てないといった**①や②のような言動が家でもよくあるかどうか**についても、先のセリフのようにお母さんに尋ねておくとよいでしょう。

ただし、さとしくんがその**質問に正直に答えるかどうかは、相手との信頼関係によります**。何を言っても注意される、叱られると感じていたら、さとしくんは本当のこ

乳児期（0～3歳ごろ）
幼児期（3～6歳ごろ）
就学期（6～7歳ごろ）
学童期（6～12歳ごろ）

とを言えないかもしれません。**真意を聞き出せる人がいるかどうかがポイント**になり、時にそれは、これまでの関係者とは別の人のほうがよい場合もあります。もちろん、そこで語られたことがどれほど真実なのかと考え始めると、際限がなくなりますが……。いずれにしても、こうしたかかわりをすることで、少なくとも**「何をするかわからない子」という誤解は解ける**かもしれません。

〝不安〟を解消する環境設定の検討

92ページの①②の状況から想像したのは、**「楽しくて気持ちが止められないさとしくん」ではなく、「とても怖がりなさとしくん」**の姿です。園でさとしくんが安心して過ごせるには、どのようなかかわりが考えられるでしょうか。

①に関しては……

1人で遊べる空間を先生につくってもらうというのはどうでしょうか。「そこで遊んでいるときは誰も邪魔できない」という特別な場所です。さとしくんの意思を確認

●1人で遊べる場所を確保する

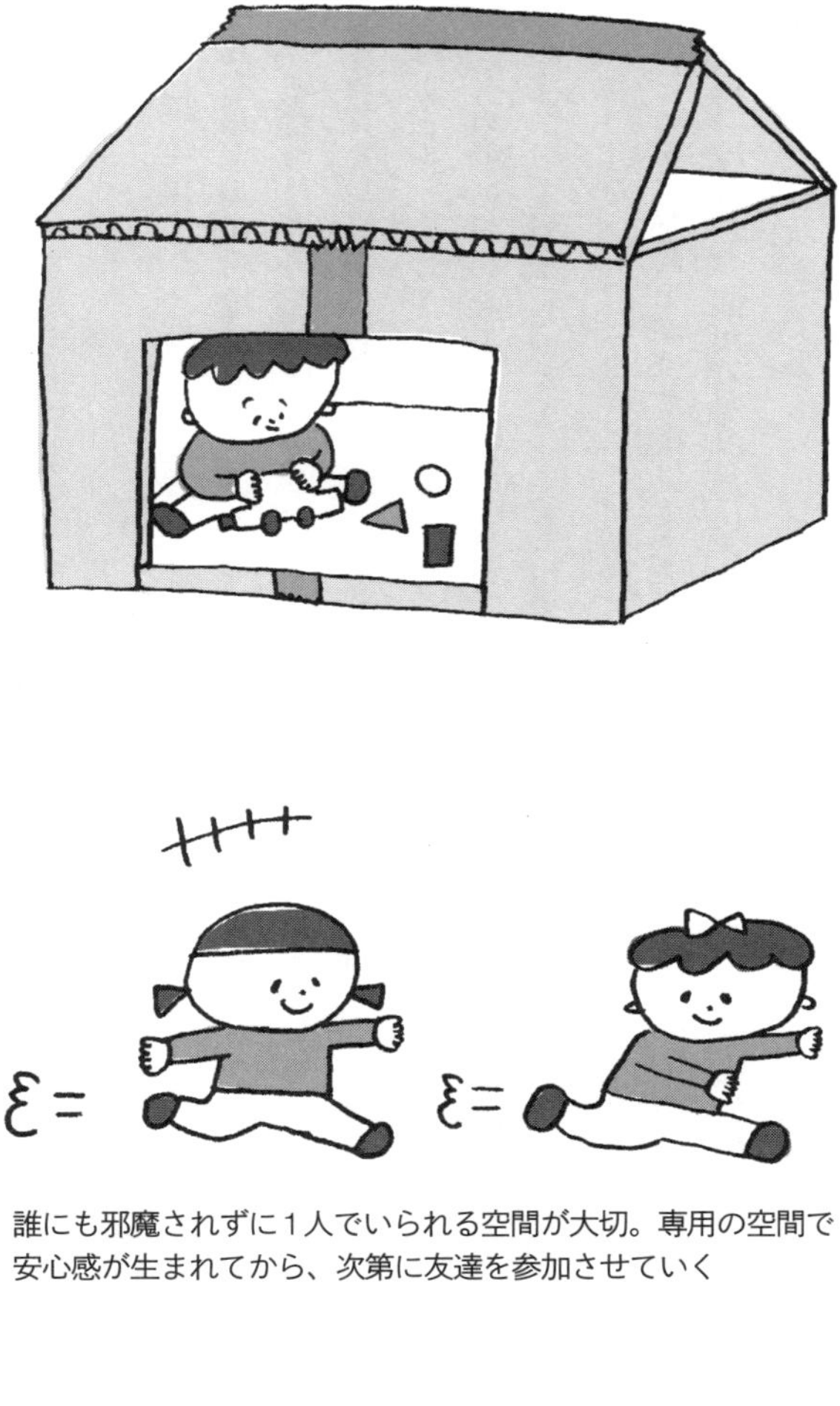

誰にも邪魔されずに1人でいられる空間が大切。専用の空間で安心感が生まれてから、次第に友達を参加させていく

して、活用するとよいでしょう。最初はさとしくん専用の空間で安心させてあげてください。次第にそこに友達を参加させていくことも考えていくとよいでしょう。

②に関しては……

ある明確なルールを設定するとよいかもしれません。あくまでも1つの案ですが、**出席順で「おかわり券」を1日5枚発行**して、その日におかわりできる人を先に決めておく。キャンセル可能とし、どんなに早く食べても「おかわり券」がないとおかわりができないといったルールを設定してみるのです。

どうしても自分の思いを最優先に考えたいさとしくんにも、最低限のルールがあることを少しずつ学んでほしいと思います。

いずれにしても、時間をかけて根気よく対応する必要があります。ポイントは、「**特別待遇はしないけれど、怖がりなさとしくんを護るために、さとしくん用の対応をルール厳守で行う**」ことです。

周囲にいる大人たちの課題

こうしたさとしくんへのかかわりを踏まえた上で、冒頭のストーリーで語られた3つの課題に戻ります。

園と家庭での連絡帳のやり取りについて

「さとしくんは一日中、問題行動を繰り返しているわけではない」という情報を共有するために、連絡帳には、

①今日のさとしくんの良かった点
②かかわりの中でうまくいかなかった点

という2つを書き込むようにしてはどうでしょうか。分量は①が80％、②が20％で、良い面を強調してほしいと思います。その上で、友達にけがをさせてしまったときは文章では軽く触れ、詳細は、先生とお母さんとで直接連絡を取り合って対処します。

記録を残す側は、後にさとしくんが自分で文字を読める年齢になったときに**「僕は

こんなふうに先生とお母さんに思われていたんだ」と受け取る可能性を想像して、文字を残してほしいと思います。

ほかの親への対応について

医学的な説明よりも**「今、園と家族とで協力してさとしくんに対して非常に計画的な対応を実施している」と説明**してもらえればと思います。

両親の理解と意見の齟齬について

可能であれば医療機関から説明を受けてほしいと思います。両親の**意見の違いを前に、必要なことは、真偽を明らかにすることではなく、互いの思いを寄り添わせること**です。父には父の思いがあり、母には母の思いがあります。共通点は「いずれもさとしくんのことを真剣に考えている」ということです。ただそのかかわりや対応に違いがあるということではないでしょうか。

さとしくんの両親は、おそらく診断名の取り扱い以前に、さとしくんへの思いを2人でじっくりと語り合う必要があると思います。**専門家が間に入ることで、冷静に、あ**

る程度客観的に、そして両者の思いに優劣をつけない対話ができるかもしれません。

さとしくんの心と行動に寄り添うヒント

さとしくんは、決して興味本位に楽しくてじっとしていられないのではなくて、不安が強くて、自分がしたい流れが乱れたり、周囲に自分の〝つもり〟を乱されると、怖くなってしまうのでしょう。それを、さとしくんは怒りや暴力で必死に解消しているのだと想像できます。

さとしくんが怖がっていることを理解する。今こそ両親が向き合って対話するチャンスです。このチャンスはさとしくんが両親にくれた大切な贈り物です。

幼児期　ストーリー7

生活習慣がなかなか身につかない、みきちゃん（5歳5か月・年長児）

みきちゃんはとてもおっとりした女の子で、生活のさまざまな場面でほかの子より時間がかかります。

例えば外に出るとき靴を履くのに手間取り、やっと履いたと思ったら結構な頻度で左右が逆になっています。着替えをするのも大変で、服を着るときにどこから頭を入れて出せばよいのか、腕はどこにどのように通せばよいのかがわからなくなるようです。ボタンの掛け違いも多く、前後ろが逆になっていることもしょっちゅう。食事のときにはしやスプーンをうまく使えないので食べこぼしが多く、時間がかかります。

年長になると基本的な生活習慣が自立している子が多いので、保育園の先生はみきちゃんのことが心配です。また、お母さんはそんなみきちゃんにイライラしてきつい言葉で叱ることが多く、お母さんのみきちゃんへのかかわり方も気になっています。

保育園に巡回に来た専門家はみきちゃんの様子を見て、発達障害があるかもしれないと言いました。担任としては、いつも浮かない表情をしているみきちゃんのことを思うとどうにかしてあげたいし、療育に通うと力が付くのではないかと思うのですが、お母さんにどのように話を切り出したらよいのか迷っています。

みきちゃんのお母さんはシングルマザーです。いつも余裕がなさそうで、みきちゃんの様子を伝えても、「みきは早生まれだから、まだみんなに追いつかないんですよね」「毎日忙しくて、なかなかみきのしつけに手がかけられなくて……」という反応。お母さんの中には発達の遅れという感覚はないようで、なかなか心配を共有できません。

来年度は就学なので、今どうにかしなくてはと焦る先生ですが、よい対応が思いつかず悩んでいます。

キーワード

生活習慣の自立の遅れ、不器用さ、協調運動、専門家との連携、シングルマザー、就学に向けて

解説7 みきちゃんへのかかわりを課題にする前に

まず大切にしておきたいのは、お母さんは、決してわが子に手をかけていないわけではない、後回しにしているわけではない、ということです。日々の生活のため、それはほとんどがみきちゃんのためにお母さんは孤軍奮闘している、という事実を押さえておきたいと思います。

みきちゃんへのかかわりを考える前に、お母さんに「お疲れさまです。今日は少しみきちゃんのことを一緒に考えてもよいですか?」と尋ね、「決して無理しないでくださいね。生活が一番、みきちゃんが二番、お母さんも二番ですからね」と伝えたいと思います。

その上で、かかわりを考えていきます。

生活習慣というよりも、「動き」にヒントが?

みきちゃんの課題、「生活習慣がなかなか身につかない」ということについて、具体的には次のような姿が見られるようです。

①靴を履くときに手間取る→不器用？
②靴が左右あべこべ→左右の区別がつかない？
③着替えや着脱が苦手→手順がわからない？　不器用？　見てもピンとこない？
④スプーンがうまく使えない→不器用？

ほかの場面はどうでしょう？　例えばトイレ。自力で排尿・排便できているでしょうか？　おしりを上手に拭けているでしょうか？　運動面は？　かけっこの様子はどうでしょう？　製作活動は？　ハサミをうまく使えるでしょうか？

みきちゃんはおそらく、やりたくないのでわざとできないとか、失敗するふりをしているとかというわけではありません。生活習慣というよりも、運動面がぎこちなくてうまくいかない、動きに迅速さがない、ものを見るときの目の動きや手の動きがぎごちない、体の動きがリズミカルさに欠けるといった**「大きな動き」「細やかな動き」**

「手と足などの同時一緒の動き」がうまくできていないのが、みきちゃんの困っていることなのではないでしょうか。

生活の中で「動き」に働きかける

その仮説を前提に、みきちゃんの苦手な**運動面に働きかける**ことで、苦手さが少しでも克服できるとよいですね。例えば、日々の生活や保育の中で、次のような「動き」を意識して取り入れてみます。

- **大きな動き**……走る、ジャンプする、片足立ちをする　など
- **細かい動き**……コインをつかむ、線をなぞって書く　など
- **目と手の協調運動**……貯金箱にコインを入れる、お手玉のキャッチボール、ハサミでの切り取り、紙飛行機を作る　など
- **手と足の協調運動**……手を振って行進する　など

特別なことに取り組むというのではなく、親しんでいる遊びや活動を見つめ直してみると、きっと、みきちゃんが苦手な運動面に働きかける動きがたくさん含まれていることに気づくはずです。できるだけ**行程をシンプルにし、１つひとつに短時間で集中できるようにして、自信をつけていきます**。

ただし、できるようにする、トレーニングして鍛えるということを目標にするよりも、**楽しみながら行える、無理なく取り組めるということを意識してみきちゃんとかかわっていけるとよいでしょう**。

焦りは禁物、少し長い目で

「就学までにできる」ことを目標にすると、みきちゃんもお母さんも焦り、イライラしてやる気を失うことにもなりかねません。**就学してからも引き続き練習を重ねていくくらいのつもり**で、じっくりゆっくりとやっていきましょう。

一番気をつけたいのは、「できない」ということでみきちゃんが自信を失い落ち込んでしまう、やる気をなくしてしまう、そして結果的には自分はダメだと自尊感情を傷つけてしまうことです。同時にお母さんが「こんなに頑張っているのにやっぱりダメか」と落胆し、その思いを自分やみきちゃんにぶつけてしまうようなことも避けたい事態です。**「確かにこれは苦手だけれど、あなたの〇〇はとても素敵よ」とみきちゃんが認められ、評価され続けるよう、周囲が励まし続けて**いきましょう。

「長い目でかかわり続ける」ためには、余裕が必要です。今のお母さんの忙しさや大変さを思うと、これ以上、お母さんがみきちゃんにエネルギーを注ぐのは至難の業《わざ》でしょう。

日常生活の中では、お母さんがほぼほぼ手をかけてしまってかまいません。むしろそのほうがお母さんも「なんとかみきちゃん自身でさせなくては」と焦り、イライラしなくてすみます。**80%から95%までお母さんが手をかけて、最後だけ本人が行うようにして褒める**というふうにすれば、忙しいお母さんにもできるかもしれません。

具体的には、靴をお母さんが履かせ、最後につま先をトントンして靴がきちんと履けたという確認だけをみきちゃんが行った後に、「よくできたね」と褒める、といった具合です。着替えの場面でも、ボタンをかけるところまでお母さんがやってしまい、最後に裾を伸ばすのをみきちゃんが行うのでも十分です。こうしてみきちゃんが**「やっ**

た！」「できた！」という感覚をもつことができれば、次第に「もう少し頑張る」という態度を見せてくれるはずです。

育ちを応援してくれるものは、何でも使う

先生が「みきちゃんは、療育に通えば力が付くのではないか」と思ってくれているのはとてもありがたいことです。ただ忙しいお母さんからすると「送迎付きの児童デイサービスであれば利用できそうだけど……」ということもあるかもしれません。

そう考えると、園側で「どういったかかわりがみきちゃんにとってプラスになるか」を考え、そのかかわりをしてくれる送迎付きの児童デイサービスのリサーチと提案をすると、お母さんも検討しやすくなるかもしれません。さらにその活用には受給者証*が求められます。そういった手順を踏む余裕すらないお母さんであれば、できれば先生のほうで窓口に確認を取り、できるだけ時短で活用できる情報をまとめてもらえると助かることでしょう。園に巡回に来る専門家がいれば、その人にも力を貸してもらいましょう。

＊福祉サービス（児童発達支援・放課後等デイサービスなど）を利用するために自治体が交付する証明書。9割が自治体負担になる（上限負担額の設定あり）。

お母さんが、**「こうした周囲の応援を得ることがみきちゃんにとって有益である」**と実感できる経験を積むことで、就学後も使える資源を求めてくれるかもしれません。**みきちゃんの育ちを1人で抱えるのではなく、使えるものは何でも使う**。そんなふうにお母さんに思ってもらえたらよいなと思います。

みきちゃんの心と行動に寄り添うヒント

みきちゃんは、身につけるしぐさの構造が体に染みつくまでに時間がかかる子です。自転車の乗り方を教えるのと同じで、コツをつかめるまで励まして、わかりやすく伝えていく、体が覚えるまで繰り返すというかかわりが必要になってくるでしょう。

また、みきちゃんがやる気をもてようにするには、「やらされた」というよりも「やりたい」と思わせることです。叱責は、落ち込みしか生み出しません。意欲は褒められて育つのです。

就学期（6～7歳ごろ）

就学先選択という一大テーマ

さあ、とうとう学校です。カラフルなランドセルも準備できました。通学路も何度か一緒に歩きました。卒園式を前に、親はすでに入学式に心が向かい、担任や学校の対応に期待と不安を抱えていることでしょう。

就学先に４つの選択肢

そういった展開の前に、子どもの育ちに不安がある家庭では年長クラスに進級する前後から「就学先をどうするか」というテーマがチラつき始めることが多いようです。

現在すべての学校において、障害のある幼児児童の支援をさらに充実させていくべく、「**特別支援教育**」が行われています。障害のある子が自立し、社会参加するために必要な力を培うため、1人ひとりのニーズを把握し、その可能性を最大限に伸ばす。そのために**生活や学習上の困難を改善できるよう、適切な指導や必要な支援を行う取り**

組みです。

特別支援教育では子どもの学びの場として、次の4つの選択肢を設けています。

通常学級

多くの子が通常学級で学ぶ中で、支援の必要な子には、少人数指導や習熟度別指導など、可能な範囲でその子に応じた支援や環境調整が行われる。支援員による支援が受けられる場合もある。

通級による指導（通級指導教室）

通常学級に在籍しながら、週に1回程度、通常学級から離れて個別の指導を受ける。

特別支援学級

小学校内に学級があり（学級を設けていない小学校もある）、心身に障害または発達に偏りのある子が対象。1人ひとりに応じた教育が行われ、少人数に対して複数の担任が配置されている。通常学級との交流や共同学習の機会も設けられている。

特別支援学校

比較的障害の程度が重い子を対象に、専門性の高い教育を行う。小学校の通常学級と交流および共同学習を行うこともある。

地域や学校によって実情は異なります。通常学級での個別の配慮があまり望めない場合もあります。特別支援を受けたいけれど、知的な障害はないために通常学級が妥当だと判断される場合もあります。事前に行う就学相談*では**納得いくまでよく話し合うことが大切です**。そして、**行きたい学校、学級が決まったら必ず見学に行き、受け入れ態勢を直接確認**しておきましょう。

通常学級？　支援学級？　それぞれのメリット・デメリット

子どもが6年間という長い年月を過ごす小学校生活。その先のことも想像しながら、子どもの思い、親自身の望み、周囲からの提案など、さまざまな思いや意見の狭間で親は苦悩し、決断をします。そこにおそらく正解はないのだろうと思います。僕はただただ**親御さんの尽きない心配や期待に耳を傾け、そのお人柄や受け止め方に応じて、一緒に相談**をしていきます。

＊保護者面談、教員や心理専門員による子どもの観察などを通じて、子どもにとって適切な教育環境を相談する場。

特別支援教育の学級・学校

通常学級

支援の必要な子には可能な範囲で、少人数指導や習熟度別指導などによる授業も行います。支援員がつく場合もあります。

通級による指導

通常学級に在籍し、ほとんどの授業を通常学級で受けながら障害の状態に応じた特別な指導を週1～8単位時間行います（小学校・中学校）。

⇔ 交流 共同学習 ⇔

特別支援学級

障害の種別ごとの少人数学級で、障害のある子ども1人ひとりに応じた教育を行います（小学校・中学校）。

⇕ 交流 共同学習 ⇕

特別支援学校

障害の程度が比較的重い子どもを対象として専門性の高い教育を行う学校です。幼稚園から高等学校に相当する年齢段階の教育を、特別支援学校のそれぞれ幼稚部・小学部・中学部・高等部で行います。

※文部科学省のパンフレット「特別支援教育」を基に、一部を改変して作成

例えば、

「どうしても通常学級に入れたい」

という親の強い希望に対して、実際は厳しいかもしれないと思ったとしても、その気持ちを第三者が変えようとするのは難しいものです。そういうとき僕は、「そうですよね。通常学級から始めて、そこで何か心配なことがあったら、早め早めに学校と連絡を取り合って、たろうくんを支えていきましょう」というように、**親の希望を汲みつつ、同時に子どもを支える体制づくりも進めていく**ようにしています。

「半年後に、たろうくんの状況を確認して、学びやすい環境について、もう一度考えてみましょう」という棚上げ策を講じることもあります。

「支援学級にしたほうがいいと思うんです」

ということであれば、「では、早々に担任に『こういう子です』ということを伝えたいところですが、今いる先生が来年度もいるかどうか、転任しないかどうかは不明です。それでも事前に伝えておくことは有益だと思いますから、お手紙や情報を送りましょうか」と作戦会議を開き、**学校生活のスタートから家庭と学級とが可能な限りよい関係を築いていけるよう配慮**します。

その際、「支援学級に入るために医学的な診断が必要」となれば、親と相談します。ここでも**「診断名」を相手にどう伝えるかは、親の思いに添います**。その上で「便宜上、とりあえずこういう（障害の）名前を付けておきましょうかね」「この子にはこんな特性があるという医学的判断を基に、先生たちにもこの子をちゃんと理解してもらった上でフォローしてもらいましょう」という説明をすることもあります。

「支援学級というのは納得がいかない」

という親もいます。実際、就学相談は「通常学級でもいいし、支援学級でもいいし、最後は親御さんが決めていいんですよ」というニュアンスで進められます。納得いかない背景には、どういうかかわりをしてくれるかわからないということもあります。あるいは、就学後にどんどん伸びて変化していく、あるいは力のある同級生の中にいるほうが発奮する、成長すると感じている親もいます。

どの親も期待と不安の中で、なかなか決められないでいるものです。

そういう場合、僕は外来を訪れた親御さんに**「お子さんが通常学級に行ったときのメリット・デメリット、支援学級へ行ったときのメリット・デメリットを考えてみましょう」**という話をします。

例えば通常学級のメリットとしては、ほかの子の行動を見て学び、まねることができるから、周囲の子を見本にやっていくことができるかもしれない。○○くんは後ろからついていくタイプの子だから、結構みんなから護られて乗り切れるかもしれない。ただ一方で考えられるデメリットとしては、学習面での支援が足りず、追いつけなくなるかもしれないということ。国語と算数だけ取り出して通級でフォローしたり、それをこの子が嫌がるようなら家庭教師や個人塾、デイサービスを利用してもいいかもしれない、というようなことです。

こうした中でとりあえずの決定をしてもらい、その後も**「その子がゆっくり育っていく中で一番生活しやすい環境は？」**と一緒に悩み、考え続けるようにしています。そこで一番力になるのが、**学校の先生方の日々の取り組みと助言**になるので、僕は学校の先生たちと親と一緒に相談しています。**こうした連携が結果的に親の安心につなが**

り、子どもにとってもよい環境を提供することになると信じています。

その子がどこで生活したらハッピーなのかという予見はできません。親の価値観もあるので、そのときそのときの状況を見ながら、丁寧に話し合いを積み重ねていくことが大事なのだろうと思います。

「一番力を発揮しやすい作戦」を長い目で探る

僕は子どもの就学に関して、「親の自己決定」はとても大事だと思っています。ただ、その後いい先生に出会えるかどうかというのは1つの賭けですし、例えば通常学級で過ごす中で親の気持ちと子どもの状況にズレが出てきて、学びにくさや友達関係のつらさが顕著になってくることもあります。

そんなとき僕は、親・子ども・学校それぞれにアプローチしながら状況を把握し、応援の選択肢を模索していきます。

学校にも事情もあれば限界もあります。その学校の懐の深さと親の判断とを調整しながら、「次はまずこんなふうにやってみましょうかね」と提案をしていきます。そしてその合間合間で「どう？ 学校楽しい？」「大丈夫？」と子どもの思いを把握します。

このままにしておくとモチベーションが落ちてきて、勉強する意欲を失うかも……というときには、「個別の対応を設定して、勉強がわからなくなるという体験をさせないような工夫が必要そうですね」と親や学校に投げかけ、また相談をしていきます。

こんなふうに半年、1年という現実を過ごしていくうちに、親の気持ちに変化が出てくることもあります。必要によっては、心理検査や発達検査をして、医学的な根拠を基に話し合うこともあります。

「通常学級だけじゃなくて、なんらかの個別のフォローもしてもらえたほうがお得かもしれないですよね」というように、**その子にとって益のあるやり方と感じられるように話をシフト**させていくこともあります。

親と学校が「その子が一番力を発揮しやすい作戦を考えましょう」という共通の思いで連携していけるように、時間をかけて働きかけていくのです。小学校6年生までにその子に必要な環境が見えてくると、その後の中学の選択が比較的スムーズにいく印象があります。

次ページから、子どもの就学にまつわる2つのストーリーについて考えていきます。

1つは就学前に就学先について悩む家族の話。もう1つは就学後の学校生活について悩む親子の話です。

「就学期」というと、年長時の就学先の決定に向けた話を思い浮かべる方が多いと思いますが、今回は、試行錯誤の就学相談・就学先の決定を経て就学してからの子どもの姿、学校生活の様子についても見ていくという視点で、就学後のストーリーも1つ、就学期に含めています。

そこに共通してあるのは、ただひたすら「子どもにとってどういう環境が望ましいのか」と訴える親の切実な思いです。

就学期　ストーリー8

就学先に迷う、かいとくん（6歳半・年長児）

かいとくんは言葉の育ちが少しゆっくりで、「これをやったら、次にこれ」といった見通しをもって行動するのが苦手です。3歳のときに「自閉傾向があるかもしれない」と言われ、現在も診断はあいまいなままですが、これまで月に1回療育に通い、お母さんは保育園の先生ともこまめに情報交換をしながら、熱心に子育てをしてきました。お父さんもとても協力的です。

以前は、保育園で次の活動に移るタイミングに大泣きをしたり、行事などいつもと違う活動があるときは、不安で参加できないこともありました。でも、療育の中で「次に何があるか」をかいとくんにわかりやすく伝える方法を教わり、家庭でも保育園でも1日の予定表を作って一緒に確認する、初めての体験は事前に写真も見せながら伝えておくといったかかわりを徹底することで、少しずつ安心して日々の生活を送ることができるようになってきました。言葉も増え、今では会話にほぼ支障はありません。

かいとくんはずいぶん成長しましたし、同じクラスの友達と一緒に進学することをとても楽しみにしています。両親もできれば通常学級に行ってほしいと思っています。就学相談では「問題なし」と言われ、「通常学級希望」と伝えました。

ただ、担当の療育士からは「小学校の新しい環境で、かいとくんが混乱してしまうかも」「最初は支援学級で、慣れてきてから通常学級に移るという方法もある」「3年生くらいになって勉強に追いつけなくなることもあるかもしれない」と言われました。保育園の先生も「これまではフリーの職員が個別にかかわれたけど、小学校に行くとそうはいかないと思う」と言います。でもやはり、両親としては「みんなと一緒」を願ってしまいます。かいとくんのお兄ちゃんが、弟が支援学級にいることでからかわれないかという心配も正直あります。どういう選択肢がベストなのでしょうか。

キーワード

言葉の育ち、見通しのもちづらさ、自閉傾向、就学相談、きょうだいの気持ち

解説8 「未来予想図」をよい方向に向けていく力

僕たち大人は、子どもが育ってきた「今までの経過」をとらえ、そこから考えられる「今、とりあえず最善と思われるかかわり」をすることでその子に安心を提供し、少しでも自信をもってくれればと願っています。

同時に、何年か先の予測を立てることは可能ですが、それはあくまでも予想です。その未来予想図は最悪から最善まで大きな開きがあります。予想図を少しでもよい方向に向けるには、**「今」を認め、「未来」を信じ、焦ることなくできることをコツコツと提供し続ける**こと。**何かあればできるだけ早くに関係者と相談して、事態の収拾を図るように努力する**ことが大切です。そして、そこで最も力になるのが、**その子を理解しようとする他者の存在**です。

かいとくんは保育園で育ち、他者との生活を学びました。**自分で見通しをもつことは苦手でも、提供されれば安心して生活することができる**。先生がそんなかいとくんの姿を的確にとらえ、必要なかかわりがなされていくにつれ、かいとくんは自信をもって人とやり取りする言葉を増やして、一緒に進学したいと思える仲間を得ることができました。

そして、両親も就学の相談関係者も大きな問題を感じることなく、かいとくんは通常学級で学ぶことができそうだと判断したのです。

しかし、ずっとかいとくんのことを応援してきた保育園の先生や療育の担当者は、一抹の不安を抱きます。「新しい環境にかいとくんが戸惑わないだろうか、混乱してしまわないだろうか……」と。

当事者の願いを中心にすえる

僕は、かいとくんは最初、新しい環境にきっとオロオロするだろうと想像しています。そして、おそらくそれは「通常学級」でも「支援学級」でも、ある程度は似たような戸惑いを示すだろうと思うのです。

発達支援センターのスタッフは、「支援学級の先生のほうが、かいとくんに対して手厚くわかりやすい対応を心がけてくれるだろう」ということを前提に助言されていると思います。

しかし僕の経験では、**どの学級の先生も子どもたちの様子に寄り添って学校生活を応援する力をもっている**と実感しています。ただ、1つ言えるのは、先生たちは学級全体の動きやそれぞれの生徒のあり様によって、それぞれの学級づくりを目指すということです。

支援学級は……

生徒数が少なく、先生が生徒1人ひとりに時間をかけて理解しようとすることができる良さがあります。先生が細やかに適宜介入して、友達関係や支え合いの前に、まずは教室での生活が安心できる場所であることをできるだけ早く提示します。

通常学級は……

生徒同士が互いを支え合う力を発揮できる良さがあります。先生は生徒同士の支え合いの雰囲気を大切にしながら1人ひとりを観察するだけでなく、人との関係性をど

乳児期（0～3歳ごろ）
幼児期（3～6歳ごろ）
就学期（6～7歳ごろ）
学童期（6～12歳ごろ）

う築いていくかを時間をかけて観察し、孤立しないよう、集団にうまくなじむように適宜声をかけ、**生徒1人ひとりの力を集団の中で育んでいきます。**

僕は個々の能力もさることながら、**まだ大人との関係性を重視すべき段階にいる子は支援学級が、相互に切磋琢磨した関係性に期待できる段階にいる子は通常学級が適切**だろうと思っています。

ですから、「最初は支援学級で、慣れてきてから通常学級に移る」という視点も理解できます。でも、この2つの学級は、決して徐々に移行できるような緩やかで連続的な関係をもっていない場合が少なくありません。

また、最初に慣れた学級生活を簡単に変えられない子もいれば、最初からどちらの生活に対してもなかなかなじめず時間がかかる子もいます。また、支援学級で学校生活に慣れたからといって、通常学級に慣れるという確約もできません。それよりも、保育園でとても親しくしている友達が1人でもそばにいれば、どんなに心強いかと感じることもあります。

確かに「3年生くらいになって勉強に追いつけなくなること」もあるかもしれませ

ん。いえ、1年生の段階ですでに追いつけなくなるかもしれません。あるいは5年生になってつまずくかもしれません。だからこそ、**日々を丁寧に見続けていく必要がある**はずです。

両親が「みんなと一緒に」という思いを抱いているなら、かいとくんがみんなと一緒に同じクラスで学びたいと言うなら、就学の関係機関が「まずは大丈夫」と判断したのであれば、通常学級における**切磋琢磨する学びと暮らしを細やかに想像して、できる応援策を作り出してみてはどうでしょう**。次ページの表は、その際に提供すべき環境設定の工夫の1つです。

かいとくんが最初は戸惑った保育園生活を徐々に克服し、安心した生活が送れるようになった、言葉も増えてきて会話もかなりできるようになったという情報から、**新しい学校環境や教室での過ごし方をちょっとだけ丁寧に示すことで、通常学級で緩やかに始動できそうだ**という、生活を共にする人たちの思いを背景にして計画したものです。

試した応援策がうまくいかないときはまっさきに作戦のミス、次に環境設定のミス、

かいとくん就学時の応援策（例）

それぞれどんな工夫が必要?

- **席**

➡一番前など、教師のそばがよい?

- **隣の子**

➡年長クラスで一緒だった仲の良い○○くんが隣にいれば安心するのでは?

- **1日の予定**

➡かいとくんの目につきやすい場所に予定表を掲示しておく?　登校後やかいとくんが不安になったときなどに教師が一緒に確認する?

- **学習への取り組み**

➡苦手な科目については、専属で1人支援員がつくようにできないか?　通級も視野に入れる?

- **休み時間の過ごし方**

➡「何をして過ごしたらよいか」の具体的な提案をしておく?　不安な様子が見られたら教師が声をかける?

- **友達との交流は?**

➡かいとくんの好きな「虫」をとっかかりに、同じ興味をもつ子とつなげていけないか?

- **給食は?**

➡準備する物や配膳の手順なども表を作っていつでも確認できるようにする?

最後に子どもたちの関係性のつくり方のミスを疑ってみます。

1年生の時間は1年あります。その間に**よい面、心配な面、うまくいかない面にたくさん直面しながら、かかわりの微調整をしていく**こと。どの学級に進学したとしても、こうしたことをコツコツと続けていく中で、まだ大人との関係性を重視すべきか、相互に切磋琢磨した関係性を重視すべきかを**学期の終わりごとに関係者で振り返り、次の1年をどうすべきかを含めて検討し続けていく**必要があるでしょう。

もしそれで「支援学級に」ということであれば、保育園でしっかりと伸びてきたことを大切にしながら、さらに、もう少し大人との関係性から安心を得る状況を提供すればよいという気づきになります。その上で新たな計画を立てればよいのです。

様子や状況により「変わっていく選択」

かいとくんには繊細なお兄さんがいます。登下校の際、お兄さんはかいとくんにどうかかわるのでしょうか。そもそもお兄さんとかいとくんの関係性はどのような具合なのでしょう。お兄さんがとても面倒見良く、かいとくんもその兄に見守られる中で元気に登校していくのでしょうか。それとも、普段お兄さんが何かと我慢を強いられているなら、彼の気持ちの発散も検討するべきかもしれません。

このように、かいとくんへの対応はかいとくんへの配慮だけでなく、親やきょうだい、周辺への配慮も求められるものです。「ベストな選択肢」というよりも、いろいろと考えた挙げ句に周囲に多くの協力と理解を求めながら**「ほどほどに納得できる選択」**と押さえておくとよいのではないでしょうか。

同時にかいとくんの様子によって、あるいは家庭や学級、学校の状況によっては、**「常に修正検討をしていく選択」**でもあると理解しておくとよいと思います。

かいとくんの心と行動に寄り添うヒント

かいとくんは、見通しがもてることで、保育園での集団生活をほどほどに営めるほど成長しました。以前よりも不安や緊張は減ってきています。でもそれは、慣れ親しんだ保育園だから、そこで築いた人間関係に支えられていたからです。

ここまで実行してきた作戦はすべて就学後も継続し、保育園生活から小学校生活への移行において大きな溝を見せないでほしいと思います。その上で、保育園では経験できなかった授業時間や休み時間の過ごし方など、まだまだ工夫をしていく必要があります。

でもそれはきっと次の話題。今は親が学校生活の場を「きっとこれがベターだろう」と判断することを願います。結果ではなくそこに至る経過において、これまでのかいとくんの育ちの振り返りができることでしょう。ここまでごくろうさまでした。次は就学後に相談しましょう。

就学期 ストーリー9

授業中座っていられない、たいきくん（7歳・1年生）

4歳で注意欠如・多動症（ADHD）と診断された、たいきくん。保育園では活動中にそわそわと体が動いたり、友達にちょっかいを出したりする場面がよくありました。担任の先生はたいきくんを理解しようと、ADHDについて学んだり、たいきくんが通う療育センターと連携したりして、活動前に体を動かす時間を取り入れる、気が散るものが目に入らない環境を作るなど、さまざまな工夫をしてくれました。そのおかげで、卒園するころには、だいぶ落ち着いて過ごせるようになっていました。

それでも両親は小学校でみんなと一緒に授業を受けるのは難しいだろうと心配し、支援学級も視野に入れていました。しかし就学相談での判断は、学力面での補助は必要なさそうだし、保育園でもあまり困っている様子が見られないので通常学級で大丈夫だろうとのこと。むしろ集団で生活したほうが、伸びるのではないかとも言われました。結果、通常学級に在籍しながら週に1回通級を利用するということになりました。

入学後、たいきくんは新しい生活になかなかなじめず、授業中まったく座っていられなくなり、友達とのトラブルも増えてしまいました。お母さんは毎日付き添いするように言われ、パートをやめざるを得なくなりました。やっぱり通常学級は無理だったのでは……という両親の後悔に、さらに追い打ちをかけたのが担任のひと言。「たいきくんのようなお子さんを以前受け持ったことがありますが、その子は薬でだいぶ落ち着きましたよ。たいきくんも薬を使ってはどうでしょう？」。

薬物治療に多少の抵抗があった両親は、医療機関ともそのように話し合ってきたので、担任の言葉にショックを受け、不信感をもちました。それにたいきくん自身が学校生活を楽しめていないし、毎日付き添いするのも厳しい……。2学期からでも支援学級に移れないものかと考えましたが、年度途中での移籍は難しいと言われてしまいました。2年生になるまでこの生活を続けるしかないのでしょうか。

キーワード

注意欠如・多動症、就学相談、親の付き添い、薬の服用、学級の変更希望

解説9

どの親も悩み、不安定な思いの中で揺れ続けている

ストーリー8でも述べたように、わが子の**就学先については多くの親が戸惑い、最後の最後まで迷いながら「仮の決定」をしている**のが実情です。支援学級を選んでも、通常学級を選んでも、入学後に「これでよかった。間違いなかった」と心から思える親はなかなかいないのではないでしょうか。

あるときは安堵し、あるときは後悔し、あるときは自身を責め、あるときは教育環境に怒りを覚える……。それらはすべて、「これで絶対に大丈夫」「間違いない」と親自身が決心できたわけではなく、不安定な思いを抱え続けてきたからでしょう。

その判断で当面うまくいっていれば、その安定に安堵し、学校との連携を深めていけると思います。でも時に**その判断を批判されたような状況を前に、両親は、自責と後悔、時に学校側への不信感をもってしまうことがあります**。これはある意味、当然な思いではないでしょうか。

たいきくんがまさにそんな展開に陥りそうな状況にいます。

両親の最初の戸惑いを振り返ります。

両親は、たいきくんにとって「丁寧に配慮された保育園生活」が支えになっていたという実感があり、今後もそのようなサポートが得られる学級が好ましいと思っていたようです。

ところが就学相談では、保育園のこれまでの血のにじむような努力が推し測られること以上に、たいきくんの知的な力と、保育園でのある切り取られた一部の姿だけを手がかりに、「通常学級でも大丈夫」と判断しました。もちろんこれは、たいきくんの力、良い面を認めてもらえたということです。ですから、こうなるとほとんどの親は、その決定に複雑な思いをもちながらも安堵するのではないでしょうか。わが子の成長のさらなる可能性を示してくれたと、とても感謝することでしょう。

集団生活に大きな課題と悩みを抱えていたたいきくんの両親も、「むしろ集団で生活したほうが、たいきくんは伸びるのではないか」という言葉には大きく勇気づけられたかもしれません。

しかし入学後のたいきくんの様子は、両親のそんな喜びを消し去り、これまで以上の絶望と後悔をもたらすことになってしまいました。でもここで、どうかこれもある意味で「ピンチをチャンスにする絶好の機会」と考えてみてほしいのです。

〝以前にうまくいったかかわり〟から学ぶ

これもストーリー8で述べましたが、「通常学級か支援学級か」の判断は、僕は個々の能力もさることながら、**まだ大人との関係性を重視すべき段階にいる子は支援学級が、相互に切磋琢磨した関係性に期待できる段階にいる子は通常学級が適切**ではないかと思っています。

親の不安は、たいきくんは確かに保育園でも家庭でもだいぶ落ち着いて過ごせるようになってきてはいたけれど、それはたいきくんだけの力ではなく、**周囲の大人がとても丁寧にかかわり続けた結果であるという実感**から来ているのではないでしょうか。

改めて、両親は「たいきくんに必要な環境として、大人との関係性を重視してくれる支援学級に移ったほうがよいのではないか」という気持ちが大きく揺れています。

当然です。通常学級での生活を経験し、悩んだ末に支援学級を希望する。しかし、年度途中での移籍が難しいということであれば、**今できる対策をなんとか作り出さなければなりません**。

それが「ピンチをチャンスに！」です。

1つの対策としては、**かつての保育園での血のにじむような努力を担任にお願い**することです。今よりもっと幼く、より困難さを抱えていた園児時代に、保育園の担任は見事にたいきくんに寄り添い、落ち着いた生活を作り出すことに成功しています。保育園の担任が築いてきた「このかかわり」を、小学校の先生にも期待することです。おそらく、たいきくんと苦楽を共にした保育園の先生なら、たいきくんが「授業中まったく座っていられなくなり、友達とのトラブルも増えた」理由に思い当たることがあるはずです。**その感覚を小学校の先生と共有**してもらえるよう、かつての園の担任に事情を話して学校に見に来てもらえれば、突破口になるかもしれません。

そこで、保育園の先生から具体的な声かけやかかわりの極意を伝授してもらうとよ

●保育園時代のたいきくんへのかかわり方の例

気が散るものが
目に入らない
環境を作る

活動前に体を動かす
時間を取り入れる

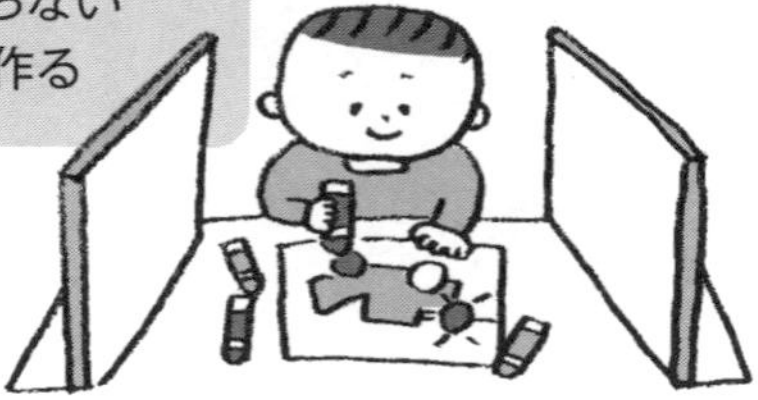

絵や写真など視覚に
訴えるものを
活用して説明する
（耳からのみ入る情報に、
注意を集中するのが難しい）

給食中や課題に
取り組む時間は、
壁向きに机を設置して、
周囲からの刺激を遮断する

静かにできたらすかさず、
大きなマルを示して褒める。
よい行動は認められ
褒められることだと、実感させていく

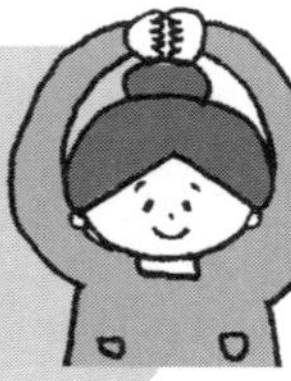

いでしょう。可能であれば、補助員や教頭、コーディネーターの先生にも同席してもらってみんなで学べるのが理想です。これで少しでも解決する部分があるのではないでしょうか。

たいきくんは検査の結果、「学力面での補助は必要なさそう」と評価されていますが、その一方で、注意があちこちに飛び、じっとしていられない気持ちを抱え、好奇心旺盛な面もあります。ですから、**「根性」と「親の付き添い」と「叱責指導」などで落ち着くはずはありません**。

保育園で行ってきたような大人とのかかわりの中で、**刺激を調整した環境で、落ち着いて学習できる状態**をつくることができれば、たいきくんは授業に参加できる、学習に今よりも対応できる可能性はあるのです。

通級、家庭、関係機関との連携

たいきくんの学校生活をよいものにしていくために、さらに踏まえておくとよいと思われる点について述べておきます。たいきくんとたいきくんの家庭を取り巻くさまざまな状況に目を配っていけるとよいですね。

①たいきくんが週に1回利用している通級での様子を確認

そこでどのような生活を送っているか、もしたいきくんが楽しく過ごせているのなら、そこでのかかわりもヒントになります。もし通級でもうまくいっていないのなら、通常学級と同様の課題があるはずですから、保育園の担任の講義に、通級の先生も参加してもらいましょう。

②毎日のお母さんの付き添いは今すぐにやめる

せっかくの外の世界が「家」になってしまうのは避けたいところです。校内のことは学校で対策を講じてほしいと思います。

③教師が「薬を使ってはどうでしょう」と口にするのはたとえ今回のように善意からの助言であっても配慮が必要

教師が「一度たいきくんの担当医に連絡して、かかわり方の相談をしてもよいでしようか」と親に相談し、連携の許諾をまずもらうこと。その上で担当医を相手に、「この子に効く薬はありませんか？」と尋ねるべきでしょう。

「ほかの子は薬が効いたのでたいきくんも……」という担任教師の言葉に両親は「そこまで必要なほど悪い状態なのか」とショックを受けたかもしれません。あるいは医師とも話し合い納得していたはずの薬のことを教師から聞かされたことで、医師の診立てに不安を抱くか、教師の言葉に医師批判を勘繰り、教師や医師に不信感をもってしまう可能性が生まれます。

必要なことは、たいきくんを真ん中にして家族と医療と教育がスクラムを組む「協働・連携」です。このスクラムを壊すようなかかわりは避けてほしいところです。

学級で思うようにいかないたいきくんに何をしてあげられたか、あるいは当初の思い通りに支援学級から始めるべきだったのではないかといった、たいきくんへの申し訳なさや後悔に直面しているときに、不信感や対立をつくっているような暇はありません。**関係者は互いの専門性を差し出しながら、直に意見を交わして**いきたいものです。

改めて、必要な環境設定をみんなで考える

就学にあたって、たいきくんの基本的能力は正しく評価され、大きな期待がかけられました。就学後に、**かなり丁寧に配慮した環境設定が求められる**こともわかりました。そこで学校は、大人の力・親の監視力でたいきくんを抑制しようと判断し、親に毎日の付き添いを求めることになりました。

でも本当に必要なことは、保育園が採用した「活動前に体を動かす時間を取り入れる、気が散るものが目に入らない環境をつくる」というような、たいきくん仕様の、**「さまざまな工夫によるかかわり」**だったのです。

多少のレベルアップしたかかわりを検討するにせよ、そういった環境を通常学級で構築できるのか、通級で対応するか、支援学級のほうが提供しやすいのか……。それぞれの**メリットとデメリットをオープンにして、学校側と親が対等に話し合う**べきでしょう。

その上で通常学級よりも支援学級のほうが好ましいということになれば、2学期以

降は校長の裁量で、通常学級に籍を置きながら、支援学級で過ごせないだろうかと、家族あるいは主治医から提案することも検討してはどうでしょう。学校は子どもたちのためにある学びの場ですから、けっこうあの手この手で対応してくれるものです。そう僕は信じています。

もし僕がこの相談を受けたなら、情報を整理してクリニックのスタッフにクラスに見学に行ってもらった上で（昔は僕もよく足を運びました）、学校の関係者と親にクリニックに来てもらい、一緒に打開策を検討します。

こういう状況での医師の立場のポイントは、**医療が大きな顔をして指示するようなことは絶対に避ける**ということです。実際、最もたいきくんの現状を知らないのは医師。血のにじむような努力の中で見つけた生活面の具体的なかかわりも知らず、それを行うこともできないのが医師なのです。僕たちができるのは、学校と親から十分に情報をいただき、対策を講じるお手伝い程度でしょう。

医師が担えるのは、学校と家庭の間に立ち、**学校側を敬い、親をねぎらい、互いに衝突しないような折り合いの提案を聞きまとめる程度の役割**だと、僕は常々感じています。

乳児期（0～3歳ごろ）
幼児期（3～6歳ごろ）
就学期（6～7歳ごろ）
学童期（6～12歳ごろ）

たいきくんの心と行動に寄り添うヒント

たいきくんは知的な能力に遅れはなく、環境になじむことに戸惑いやすい子で、その戸惑いが、落ち着きのない言動・思いついたかのような言動として表現されやすい子なのでしょう。

でも安心してください。すでに対策は保育園時代に発見されています。あとはそれを小学校版に改定すればよいのです。これまでは保育園の先生の手柄、これからは小学校の教師の腕の見せどころです。せっかくの育ちの歴史を大切に引き継ぎ、次の舞台となる学校生活の環境を再構築して、たいきくんとのかかわりを模索し続けてほしいと思います。その決意の前に、今一度、相談しましょう。

学童期（6〜12歳ごろ）

小学校生活の3つのステージ

６年間の小学校生活が始まりました。

小学校には、担任によってつくられた「学級」という舞台で生き生きと過ごす２年間（１・２年生）、その舞台に生徒の思いを乗せて折り合いをつけて過ごす２年間（３・４年生）、その舞台である程度の責任と自負をもって過ごす２年間（５・６年生）という、３つのステージがあると僕は思っています。

学校生活1年目の心配ごと

小学校生活がスタートするときに親が心配するのは、例えば、学習に臨めるだろうか、学級から飛び出していってしまわないだろうか、友達とけんかするんじゃないか……といったことが多いようです。

１年生の授業内容はそれほど複雑ではないため、学力上の問題はあまり浮上してきません。どちらかというと、**行動上の問題や友達関係**、あとは**先生との相性**が子どもと親にとって大きな心配事となるはずです。

学校生活でうまくいかなくなると、登校渋りが出てきたり、お腹が痛い、吐いてしまうといった身体症状が出てきたりする子がいます。そうなると、**親と先生との関係性が要**になってきますが、保育園や幼稚園の先生と比較的まめに連絡を取り合い園での様子を把握しやすかった幼児期に比べ、学校の先生とは少し距離を感じることが多いようです。

年度初めにバックアップ体制づくりを

もし医療機関とつながっているなら、**年度初めに医師・教師・親の三者で顔を合わせて**おくのも1つの方法です。

僕は、診ているお子さんが1年生になったときに、必要であれば親御さんに「僕から小学校に手紙を書いておきますね」と伝え、その後、親と学校の担任の先生に来てもらって情報交換をする場合があります。

その情報交換の場で、例えば子どもに興味の偏りがあってクラス活動に乗ってこない、マイペースな性格でなかなか担任に懐かないということがあるなら、お母さんにかかわりのコツを聞き教えてもらいます。

忘れ物やなくし物が多ければ、「学校と家庭で密に連絡を取り合って、忘れさせないようにこまめに声をかけましょう」と確認をします。

友達とのトラブルに関してはその子と席を離してもらう、グループを別にするなど、できるだけ一緒にさせないような配慮を担任にお願いしたりします。登下校でいじめられる関係にならないように「お母さん、登下校を見てあげてくれますか？」と家庭にお願いすることもあります。

こういった情報共有によって、「親と学校とがやり取りをすると結構有効」という思いを双方にもってもらえるとよいと思っています。それでもかかわりが難しく、適宜情報交換が必要であったり、学校と親双方に不安や緊張が強い場合は、担任には「何かあったら病院へ連絡をください」と話しておきます。

お母さんには、今後は僕が担任から直接情報を受けてもよいかどうかの確認やお母さんを介して会ったほうがよいかという段取りを決め、**バックアップ体制だけはつく**

っておきます。

僕の経験でいうと、実際にその体制が活用されることは、実はそんなにありません。でも「この子を一緒に支えていきましょう」という共通認識を一度確認しておけば、親は学校側に対して**「この子のことをわかってもらえている」「何かあれば集まればいいんだ」という安心感**がもてます。担任にとっても、**周囲の職員や保護者に対して「医療からこうしたほうがいいと言われているので、この子にはこのような配慮をしています」といった説明をしやすくなる**ようです。この体制はお守りみたいなものです。

小学1年生の初め、その後担任が替わった年度の初めにこのような機会を設けておくと、よいスタートを切りやすくなるでしょう。

集団にうまくなじめない子

2〜3年生になるとだんだんと仲間づくりが盛んになってきて、そんな中、**自分の意思を友達に伝えたり、長い休み時間をどう過ごすかという部分で戸惑う**子がいます。

そして3〜4年生くらいを境目に**人間関係の難しさ**が色濃くなってきて、特に女の子は、手をつないで一緒にトイレに行くというようなよく見かける場面になじめるかどうかという状況に直面しがちです。こうした言動が実は自然なものでも、一般的によくあることでもないことは、個々の女の子たちは知っているのですが、一時期、それがどうもいわゆる〝社交性のある行動〟となるようです。

当然そういった行動を拒否、嫌悪する子もたくさんいます。ただ、そこでうまくなじめなかったり、「つるむ」の意味がわからなかったり（わかっていてもしたくなかったり）すると、**孤立してしまう子になる可能性**があります。

休み時間に友達と過ごすのが苦痛だと感じる、**騒々しいのが苦手という子**は、その間図書室に避難したり、職員室や校長室が居場所になったり、保健室に入り浸ったりします。こうしてその子たちがどこかで安心でき、受け止めてもらえるといいのですが、最近は休憩時間の保健室の利用があまりに増えてしまったために、それを禁止するような学校も出てきました。そうなると、その子たちの居場所がなくなってしまいます。

また、最近だと**情動調整がうまくいかずに感情的に爆発してしまう子**も増えています。物や友達に当たって先生に押さえられ、家や親の職場に連絡があり、お迎えを要請される……。それが繰り返されて疲労困憊というお母さんもいます。

こうして集団になじめなくなってきた子に対して、いじめやからかいが起きたりすると、さらに学校での生活がつらくなっていきます。

SNSやゲームとの適度なつき合い

そこで注意したいのが、**SNSやゲームに依存的に見えるほど没頭**してしまうことです。**コミュニケーションが難しい「リアル」から、「バーチャル」へとシフトすることで一定の安心を手にすることができる**——そのために昼夜関係なくどっぷりはまってしまうと、生活リズムがどんどん乱れてしまいます。

当の本人には、バーチャルな世界が必要で、それをリアルな世界と同一視して受け止めることで安心を手にしますが、安心を手にするほど、真のリアルからはどんどんと遠ざかってしまいます。かといって彼らにとっての〝リアル〟を取り上げてしまうと、その子たちが拠り所を失ってしまうことになりかねません。

オンラインゲームなどは、**使い方のルールをしっかり決めておく**ことで、真のリアルと彼らの〝リアル〟の折り合いをつけることが大切かもしれません。その上で、**真のリアルに話を聞いてくれる誰かを探し続けてほしい**と思います。医療機関や放課後等デイサービスなどをそういう場所として活用するのも1つの手でしょう。

学習面や運動面で気がかりな子

学校は「勉強ができるかできないか」というところで評価されやすいのですが、学習が進むにつれてだんだん「できなくなる」子も出てきます。すると周囲からの評価や自己肯定感が下がり、学習意欲もどんどんと落ちてしまう場合もあります。そして結果的に学習不振になっていくという悪循環を招いてしまいます。

発達の偏りからくる学習のつまずきは、ただただ丁寧に繰り返し教えれば解決するというものではないことが多々あります。また、そういった子どもたちは得意なことと苦手なことがはっきりしている傾向があります。

そういう場合は、苦手なことを克服させようとするかかわりよりも、**優れているところをもっと伸ばしていくというかかわりのほうが重要**となります。学習が著しく進まない子は「何かができた」という達成感をもちづらく、劣等感を大きくしてしまいがちです。**その子に合った方法で、その子の得意なことから自信が得られるようなかかわりを意識**していきたいものです。

そして、今在籍している学級での支援が十分でないということであれば、「就学期」でも述べたように、**その子に必要な学習サポートや環境を、親や学校、必要によっては医療も巻き込んで再検討していく**ことが必要な場合もあるでしょう。

また、運動面で悩む子もいます。幼児期にはそこまで気にならなかったようなことも、小学生になると体育の授業でひどくコンプレックスを感じたり、友達からのからかいで恥ずかしい思いをしてつらくなってしまうこともあります。また、不器用さゆえに着替えに時間がかかる、食事をこぼしてしまう、鉛筆がうまく持てないことで、生活面や学習面でのつまずきにつながることもあります。

そのような場合は、デイサービスなどで**感覚機能の働きにおいてどこに問題があるのかを探り、その子のうまくいかない部分を改善していく**「感覚統合療法」のアプローチを受けてはどうだろう、と提案することもあります。

子どもの意思を尊重して

友達関係のトラブルや行動面での問題、学習面や運動面でのつまずきなど、さまざまな姿を挙げてきましたが、どの子にも大切なことは、**学童期のうちに「自分にはこういう力がある」「僕（私）はこういうことが好きなんだ」というものを得る**ことだと僕は感じています。

何か一芸に秀でているところに自負心がもてると、あるいは、ただ好きなことを評価してもらえるだけでも、そこから可能性や希望は広がっていくものです。本人が**やりたいと言うことに１度はチャレンジしてみる**のもよいのではないでしょうか。大人が先読みして「きっとこの子にはこれは向かない」「無理だろう」と思っても、意外とそこで変わるということがあるものです。

乳幼児期は、**親がいかに「子どもの行動を理解し、必要な環境を用意していくか」ということに苦心**してきましたが、学童期の途中から少し変わってきます。**「この子はこの先どうやって生きていくのだろう」というふうにテーマが変化**してきて、思春期に向けて徐々に**子どもの「自立力」**が問われるようになってくるのです。

親が頑張るというスタンスから一歩引いて、**子どもの意思を尊重しながら子どもの頑張りをどう支えていくかという親の忍耐が試されてくる**のがこの時期なのだと思います。

次ページから学童期のストーリーを３つ紹介します。学校生活上の問題と向き合う中での、親と子のあり様の変化も見えてくるでしょう。

学童期　ストーリー10

計算が極端に苦手な、みのるくん（９歳・３年生）

みのるくんは算数が苦手で、簡単な計算も指を使わないと答えられません。特に１年生の２学期に繰り上がりの足し算が始まったあたりから、もうちんぷんかんぷんという感じで、宿題をするのも時間がかかり、泣き出してしまうことも……。何度教えても同じ計算ミスをするみのるくんに、お母さんは毎日イライラしていました。

２年生になってかけ算や九九、量や長さを表す単位が登場してきて、ますます混乱してしまったみのるくん。学校のテストの解答欄は、ほぼ白紙ということもありました。お母さんは、そもそもみのるくんは数の概念そのものが理解できていないのでは？と思い始めました。振り返ってみれば、６歳のときに「コップを２つ持ってきて」と言っても、「２つ」がわからないといった姿がありました。

個人面談で先生に相談すると「私も気になっていました。一度検査を受けてみませんか？」と専門機関を紹介され、みのるくんは「限局性学習症（学習障害、ＬＤ）」と診断されました。また、個別の指導を受けるため、3年生から支援学級に移籍しました。

支援学級では、まず物と数の1対1対応といった基本からスタートし、みのるくんのペースで丁寧に指導してくれています。おかげで自分から算数の問題に取り組もうとする姿も見られるようになり、「学校が楽しくなってきた」と笑顔を見せるみのるくん。きっとこれまで、自分だけできない悔しさやつらさを抱えていたんだろうなあ、これまでイライラしたりして申し訳ないことをしたと、胸が痛むお母さんです。

お母さんの今の悩みは、みのるくんのお父さんが支援学級の利用に否定的なこと。単身赴任のお父さんは「支援学級を利用する必要はない。塾に通わせたらいいじゃないか」と言います。たまに家に帰ってくると「俺が教える」とみのるくんに勉強を教えようとするのですが、「なんでこんな問題ができないんだ！」「何回も言ってるだろう！」と叱り飛ばすばかり……。どうしたらお父さんの理解が得られるでしょうか。

キーワード

算数が苦手、限局性学習症、支援学級、厳しい父親の指導、父親の単身赴任

解説10 ベースとなる4つの力の育ち「聞く」「話す」「読む」「書く」

算数が極端に苦手という「算数障害」は、「読み・書き」と同様に限局性学習症の1つです。しかし、実は**「算数」だけでつまずくというのは比較的珍しく、その前に「読み・書き」も苦手であることが少なくありません。**

初めに一般的なことから述べます。

学びとして獲得する「読み・書き」に先立ち、われわれは「聞く」「話す」力から獲得します。この「聞く・話す」というのは、相手の言葉を聞き、自らの思いを訴えるという「伝え合う作業」の中で、ゆっくりと知らず知らずのうちに（あえて学ぶということではなく、生活の中で）芽が出るように力を付けていく作業です。

一方、その後獲得していく「読み・書き」や「算数」の力は、生活の中で1つひとつ説明を受け、何度も繰り返し取り組み、学び、記憶していく中で後天的に獲得するものです。

では、その「読み」「書き」それぞれの力の獲得やその過程でつまずくとしたらどういうことが考えられるかを述べます。

「読み」が苦手という場合

文字を読むためには、まず音として聞いていたものと一致した文字を文字として認識します。次にそれを音に置換して発声します。

例えば、一文字一文字を拾うように音に置き換える子は、「読む」のが遅くなったり間違ったりするだけでなく、音に置き換えるまでの作業には集中していますが、単語としてのまとまりには行き着きにくいまま

「読む」ことが苦手な場合

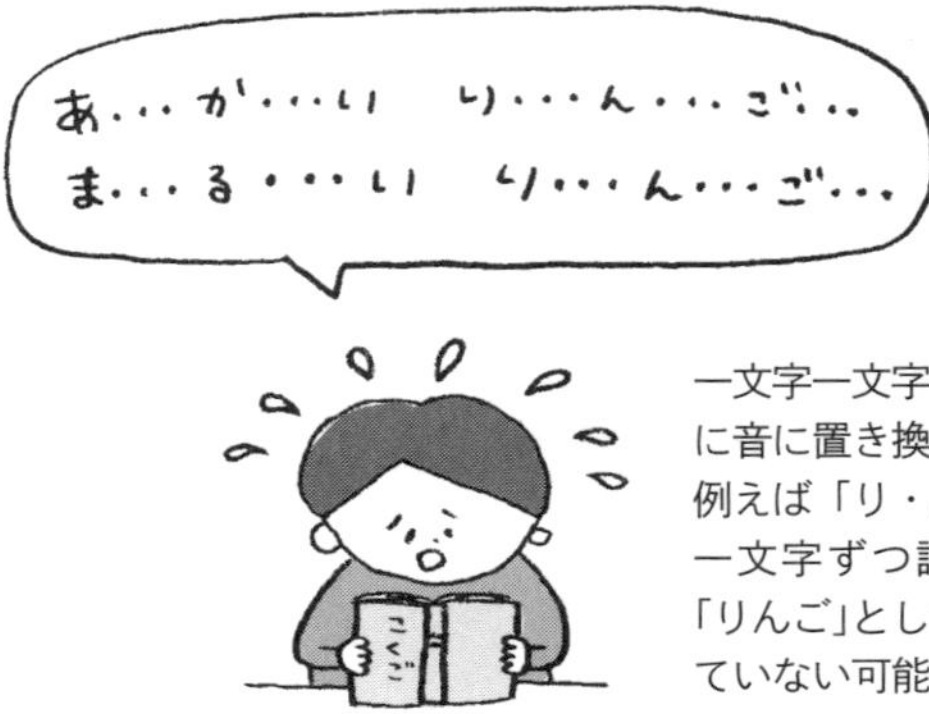

あ・・・か・・・い　り・・・ん・・・ご・・・
ま・・・る・・・い　り・・・ん・・・ご・・・
こくご

一文字一文字を拾うように音に置き換える子は、例えば「り・ん・ご」と一文字ずつ読めても、「りんご」として理解されていない可能性も

の可能性があります。つまり、りんごを「り・ん・ご」と一文字ずつ読めても、「りんご」として理解されていないかもしれません。すると、**1つのまとまりで意味を取ることが難しくなり**、結果、音に置き換えて発声するだけで力尽きてしまい、文章を読んで理解することが難しくなります。

このように「読みが苦手」というときは、**認識・置換・発声・意味理解のどこか一部、あるいは複合的に苦手**ということになります。

「書き」が苦手という場合

文字を書くときはまずその**文字の形を認識してその形のパーツを構成し、記憶**します。例えば、形の認識につまずきがあるとつづりを間違えたり、構成することが不器用だと形が乱れたりして、文字を正しく書けないことがあります。また、記憶でつまずくと、せっかく覚えても忘れてしまうことになります。

これは特に漢字で目立ちますが、**「書く」ことにつまずくことで苦手意識が強くなったり、意欲が低下したりすると、学習に追いつけなくなる子**もいます。

言葉は、まず「聞く」ことで音と意味を自分に蓄積し、思いを音と言葉に置き換え、「話す」ことを獲得し、次に「読む」力を得て、最後に「書く」力が芽生えます。

読めないのに書けるという場合は、書いたものを「文字」として認識しておらず、図あるいは形を記憶して模写しているにすぎません。まず「聞いて」単語を覚え、「話せる」ようになり、次に「読める」ように文字を覚え、それを「書ける」ように順に発達していくわけです。

「算数」の力の獲得やつまずき

ここまで説明した、「聞く」「話す」「読む」「書く」といったベースの力の育ちがあり、小学生になって「算数」の学習に入っていくわけです。

学習の前に**「数字の概念」が把握されているか**確認する必要があります。みのるくんのように「2つ」ということがどういう意味かわからないと、コップを1つだけ持ってきたりします。そもそも、「いちが1」「にが2」という記号に置き換わること、「1」は1つでそれが2つあると「2」と呼ぶという約束を覚え、さらに1の次は2、その次は3という**決め事を覚えている**必要があります。その上で、算数の「足してみて」とか「引いてみて」という**言葉の意味も理解する必要**があるのです。

計算力の前に、言語と記号を認識する知覚能力が求められるということです。その力を得ないと、そもそも計算のルールを学ぶことができません。

また「読み・書き」と同様に、算数においても、「正しく書く」「注意力をもって取り組む」という作業が求められます。

このように算数1つとっても、僕たちは多くの力を集結して獲得していくことがわかります。そして、それらが極端に苦手というとき、**個々にあるそもそもの学ぶ力や**

●「算数」でつまずく場合

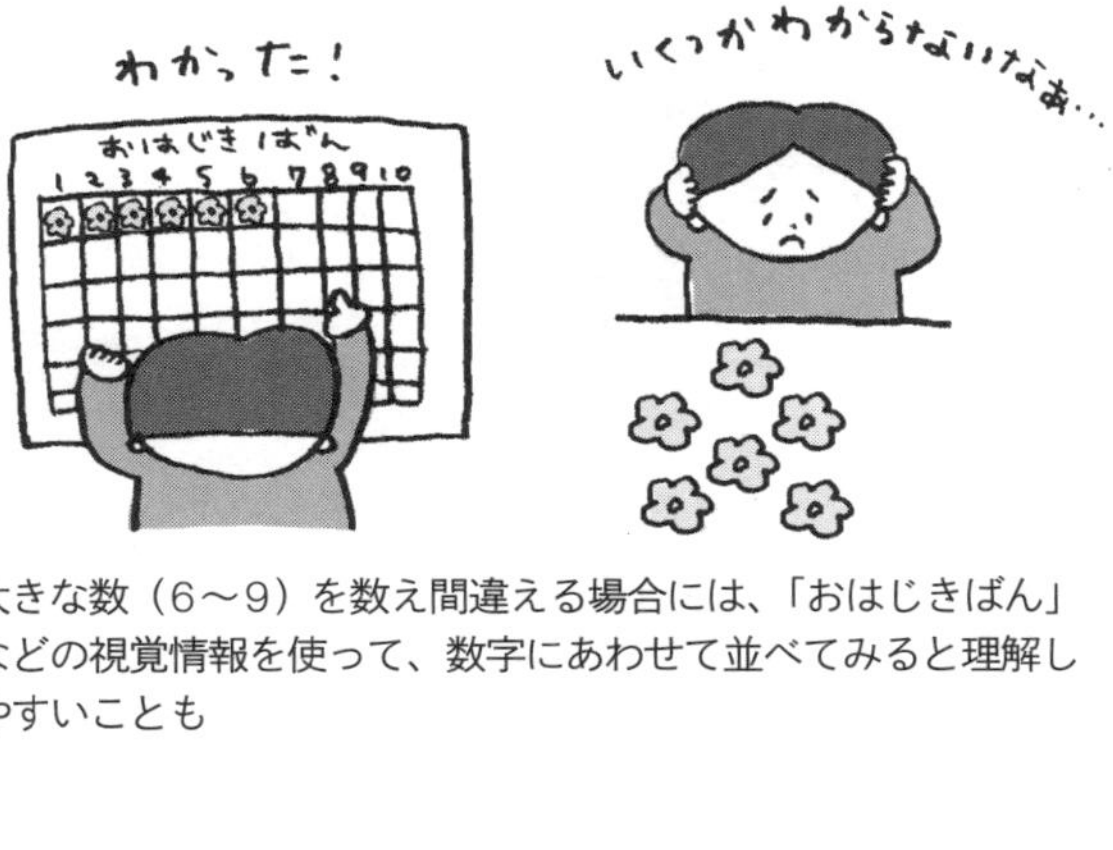

大きな数（6～9）を数え間違える場合には、「おはじきばん」などの視覚情報を使って、数字にあわせて並べてみると理解しやすいことも

そこにあるつまずきの度合いにより、限局性学習症と判断される子がいます。

お母さんの思い、お父さんの思い

みのるくんに必要なかかわりは、「努力不足」「根気が足りない」というような誤解にさらすことなく、3年生で個別にじっくりとつまずきへの支援を得ながらの学習機会を提供することです。

限局性学習症は1・2年生の時点ではなかなか判断しにくいため、3年生からきちんと支援を受けられるようになったのは本当によかったと思います。**これまで誰にも言えなかった「わからない」「できない」というつらさが間違った劣等感としてみのるくんの中に定着してしまう前に、学校が楽しくなってきた**わけですから。

支援学級の先生には、みのるくんを支えると同時に、子どもの教育を結果的に一手に担い、そして結果的にみのるくんを追い詰めてしまっていたと後悔している**「お母さんの気持ち」も支えて**ほしいと思います。単身で頑張っているお父さんの分も自分が優しく、そして厳しくみのるくんに接することが母の務めと、心を鬼にして頑張ってきたのでしょう。

そんなお母さんを悩ます今の課題は、支援学級に否定的で「もっと努力して詰め込めば、学習なんて乗り越えられるはず」「ここはなんとかしてあげよう」と、奮闘努力しているお父さんへの対応です。そこには、お母さん自身がこれまでみのるくんの気持ちを理解してあげられなかったという後悔から、「お父さんにもわかってもらえるように、お母さんが頑張って説得するからね」という思いもあるのかもしれません。

そもそも指導の場面においては、できる人からすると「どうしてこんな簡単なことができないのか、なぜわからないのか」と思ってしまいがちで、ついその思いを相手にぶつけてしまうことも……。名選手が必ずしも名監督、名コーチになれないのもそういったことなのでしょう。家族間だと、なおさらそのような思いが強く出てしまうかもしれません。

また、みのるくんのお父さんは単身赴任をしています。日ごろから必死に仕事をして家族を支えてはいるけれど、自分は家族に対して直接何か益のあることをしているだろうか、と自問自答しているお父さんかもしれません。算数が得意だったこともあり、ここはひとつ僕の出番とばかり、張り切っているのかもしれません。

そのお父さんの前に専門家が登場し、みのるくんに対して十分な支援をしているとなると、お父さんの出る幕がなくなってしまう……。お父さんとしては、みのるくんの力になれていないことの悔しさ、そばにいてあげられないことのうしろめたさが募って、ついつい厳しい学習指導になってしまっている。そんなふうに想像しました。

お父さんの力が発揮できる場面を演出

まずは、お父さんに対して「みのるくんが活用している支援学級は、学校が専門的に学習の場を設けることで徐々に力を付けていくことができる、役立つ学びの場である」ということを、担任やコーディネーター、管理職が説明し、「みのるくんの学習は任せてください」と伝えてほしいと思います。

その上で、みのるくんがお父さんとの限られた親子の時間を有意義に使えるように、家族3人で相談できるとよいですね。親子でサイクリング、キャッチボール、映画鑑賞、電車巡り、化石発掘、神社参拝……何でもよいかと思います。**「やっぱりお父さんがいてよかった」と、みのるくんとお母さんから評価されることが、お父さんにも必**

要なのです。

「単身赴任でたまに帰ってきて子どもに厳しく接し、私の苦労も知らずに一方的に支援学級すらも全否定。まったく何もわかってくれないんだから……」というお母さんの思いはお父さんの前ではグッとこらえて、**「よいお父さん」としてみのるくんの前に登場できるように演出**してあげてください。

『できないままにしていいのか、先生にばかり頼っていてよいのか』という責任感の強いお父さんに対しては、みのるくんの主治医がみのるくんの得手不得手をきちんと説明し、「現時点では学校を信じていきましょう」と提案する場面が必要かもしれません。

家族間でこじれそうなときは、医療や教育関係者を巻き込むことが求められます。そのときには、少しだけかかわりに出遅れ感をひっそりと抱いているお父さんの責任感に思いを馳せ、**「いかにお父さんのプライドを護り、わが子を思う気持ちを評価し敬うか」**をポイントとしたいものです。

みのるくんの心と行動に寄り添うヒント

学習は目の前に成果が出て、評価されます。

僕が昔担当していた子は、「みんなができて僕だけできないとき、『あー、これがバカってことか』と本当に自覚したんだ。でも自分でわかるくらいだからそれほどひどいバカじゃないってことだって、自分で自分を慰めていたんだ」と語りました。

こうした誤解を解くために、そもそもこんな思いをさせないために、大人は正しくかかわり、本当の力を引き出して、「ほら、ちゃんとできたね」と褒めること。それを一番の目標とすべきだと僕は考えます。

学童期　ストーリー11

不登校気味の、ゆうきくん（11歳・5年生）

ゆうきくんは気持ちのコントロールが苦手で、2年生ごろから、ゲームをやめるように言われると衝動的に壁やドアを殴る蹴る、人から言われたことがちょっとでも気に障るとすごい剣幕で怒鳴り散らすといった姿が見られていました。

両親も怒りっぽく、ゆうきくんを怒鳴ったり、たたいたりすることも。するとゆうきくんも「どうせ俺なんて死ねばいいんだろう！」などとヒートアップして、悪循環に陥ることがよくありました。心配した担任は、お母さんにスクールカウンセラーに相談しては？と提案。数回のカウンセリング後に専門医を紹介され、ゆうきくんは注意欠如・多動症（ＡＤＨＤ）と限局性学習症（学習障害、ＬＤ）の診断を受けました。

ゆうきくんは3年生から通級を利用し、そこで対人関係を上手につくるためのトレーニングでもあるソーシャルスキル・トレーニング（ＳＳＴ）などを通して、イライラしたときの気持ちの落ち着かせ方や友達とのつき合い方を学んでいきました。また、

3〜4年生の通常学級の担任がとても理解のある先生だったことに助けられ、両親もできるだけ冷静にかかわることを心がけるようになり、4年生が終わるころには、ゆうきくんはずいぶん落ち着いて過ごせるようになっていました。

しかし、5年生になったある日、何か思い通りにいかずイライラを募らせていたゆうきくんは、たまたま近くにいた友達に暴力を振るってしまったのです。今思えば、新しい担任になって、何か勝手が違うという戸惑いもあったのかもしれません。その後、どんどん友達とのトラブルが増えていき、学校を休むように……。

今はゲームやSNS三昧の日々。ゆうきくんは親の言うことを聞こうとせず、最近は「どうして俺は病院に行かなくちゃならないんだ」「薬も飲みたくない」と言います。両親は戸惑い、このまま不登校になってしまうのではと心配しています。

キーワード

注意欠如・多動症と限局性学習症、いきすぎた親のかかわり、SST、不登校、通院・薬物治療をやめたい

解説11
ゆうきくんの「本当の気持ち」は？

気持ちがコントロールできにくいゆうきくんは、おそらく**自分で自分にもどかしさを感じている**のではないでしょうか。ゲームをやめるように言われて怒るのは、やめるべきだとわかっていても、やりたい気持ちを自分で止められないことで自分自身に怒りを感じ、悔しくて仕方ないのかもしれません。気に障ると怒り出すのは、「自分で先にそこに気づくべきだったのに」というふがいない自分への怒りかもしれません。

そんな自分の気持ちに正直で、対人関係面ではなかなかうまくいかない経験を積み重ねてきたゆうきくん。自分なりに周囲に合わせようと努力しつつ、自分の感情に自身が巻き込まれてしまっていたゆうきくん。そんな彼が最後に選んだ手段が、大好きな学校からの撤退だとしたら……。

もって行き場のない思いは、自分にも家族に対しても、泣きながら、怒りながら、抱えるしかありません。

ゆうきくんの言葉から、彼の思いを想像してみましょう。

「どうせ俺なんて死ねばいいんだろう！」

実際の思いは？

「こんな情けない俺は死んだほうがいいんだ。でも自分でそう思うのはつらいから、親が思っていることにしよう。そしてその親に『死ななくてよい』と言ってもらえれば、親はそう思っていないとわかるし、『死んだほうがよい』という自分の考えも否定できる……」

このような心情のゆうきくんに対してできることは、**「私たち（親）は、あなたに死んでほしいなんて一度も思ったことはない」と毅然と返事をし続ける**ことです。その言葉に説得力をもたせるには、親が注意したり諭したりすることはあっても、**暴力や叱責は控えることです。それらは相手に「存在価値なし」というメッセージを送ってしまいます**。

「どうして俺は病院に行かなくちゃならないんだ」

実際の思いは？

「本当は自分で解決するしかないとわかっているが、そうできない自分が情けない。今の自分には解決できないから親になんとかしてほしいのに、他人である医者や病院に任せるなんて……。自分でも情けないし、親からも持て余されたってことだよね」

このような思いでいるゆうきくんに対しては、両親から「あなたが悪いから病院に行くのではなく、これからどうしたらよいかを相談したいから行く」と伝えてほしいと思います。

そして「あなたが行かないなら、私だけで相談に行ってくるね」と言って、**親だけでも受診**してほしいと思います。

「学校に行かない」という決意を前に

きっとゆうきくんは、「医者などの第三者は、学校に行かない僕に対して『学校に行こうね』と言うに決まっている。僕のつらさなんて誰もわかってくれない」という思いでいるのではないでしょうか。

僕は、学校に行けていない子に対しては「今行けないなら行かなくてよいと思う。だけれども、その期間だけでも、今どうしているか・悩んでいないか・これからのことを考えて困っていないか・これまでのことで不平不満が心にくすぶっていないか、相談はしたいのだけど」と伝えるようにしています。「『行かない』と決めた君の決定を僕は期間限定で支持するよ。1週間？ 1か月？ 1年？ その間、僕は君とときどき話をしたいんだ」と。

小学5年生で「学校に行かない」という勇気ある自己決定をしたゆうきくんですが、内心実は不安でいっぱいだと思います。「このままでよいのか、いつか誰かに『さあ行くよ』と強制的に学校に連れ出されてしまうのではないか、あるいは親から見捨てられてしまうのではないか」など、内心穏やかなはずはありません。
期間限定で「休んでいいと思う」と認定されたことで、ゆうきくんには「もう1人で闘わないでよいというお墨付きをもらった。だけれども、期間限定ということで、いずれは次の一手を打たなくちゃならないということも突きつけられた。終わりのない夏休みを手に入れたわけではないんだ」と理解してほしいと思います。

ゆうきくんの気持ちを支持しながら

僕だったら前述のようなやり取りをした上で、ゆうきくんと家族に「オンラインゲームやSNSは外部社会への窓であり、つながりの糸であると思う」と伝え、**すべてを遮断することはかえって危険かもしれないと伝えます**。

ただし、「注意事項」として次のようなことを勧めます。

- **SNSで炎上しないこと**
- **ゲームの課金で大損害をしないこと**

●時間制限や一定の使用上のルールは、親子協議の上で決定しておくこと

また、本人から「薬を飲みたくない」と言われたら、「薬については僕のことを信頼できるようになったら相談してほしい」と伝え、僕だったら**潔く撤退します**。そして**ゆうきくんの気持ちを最大限支持した上で、僕ができることを伝えます**。例えば、次のようなことです。

①うまくいっていた3、4年生時、特に4年生後半の安定感を再評価する

そのときなぜうまくいっていたのかを教えてもらう。その上で、5年生になってから思うようにいかなくなった理由についても一緒に考える。この時点で改善の余地があるときは、学校に連絡したり、担任に来てもらって相談したりするようにする。

②衝動的な器物破損や暴力について

「どういったときに生じるか」「それは自分である程度コントロールできるものか、コントロールしたいがどうしてもできないものなのか」を確認する（結果的に失敗体験

になってしまったり、本人が自分を責めてしまったりするような出来事を減らしていきたい）。

③もし周囲のかかわりが火に油を注ぐ場合

「誰にどういったかかわりをしてほしいか」を確認。それが教師や家族である場合は「僕からもお願いするね」と伝える。友達である場合はゆうきくんがその友達とどうかかわればよいかを提案し、同時に学校にどういった協力をお願いしたらよいかを相談。

④ゆうきくんが家庭で安心して円満に過ごせるように

定期的に病院に来てもらって家庭での様子を教えてもらう。ゆうきくんに両親に努力してほしい点があるかを尋ね、もしあればそれを僕から親に伝える。親の思いを聞いたときは、場合によってはゆうきくんにも改善努力を要請することもあると伝える。

学校という「外部」から撤退して、家庭という「閉鎖的な空間」だけで生活していると、徐々に、言った者勝ち・無視と拒否という態度で、**「支配と服従」の関係だけが**

形成されていきます。医療はこうした閉鎖空間に小さな風穴を開ける役割をもっていますが、その場合は、できるだけ**子ども寄りの不完全な中立性を示す**ことが大切だと考えます。

「つまずき」に沿った具体的対応の検討

ゆうきくんの「医学的診断に沿った対応」は、これまで述べたようなやり取りの中でゆうきくんとの関係性ができてきた上で、ようやく検討することができるでしょう。本人・家庭・学校と相談をしながら、ゆうきくんのつまずき度合いに応じてできる具体的な作戦を立てていきます。

ゆうきくんと

「障害理解」ではなく「ゆうきくんの自己理解」のために、得手不得手を一緒に確認していく（心理検査や日々の言動からの評価を伝え、その当たり具合をゆうきくんに評価してもらう）。

両親と

ゆうきくんの人となりを伝え、かかわり方について相談する（人となりを伝えれば、どうかかわるかはある程度想定できてくるでしょう）。

学校関係者と

ゆうきくんと家族に、**ゆうきくんの人となりを伝えて理解を促し、できる範囲での環境整備**を依頼してよいかどうかについての同意を得てから、関係者へ働きかける。

また、学校ができることを提示してもらったらそれをゆうきくんに伝え、**「どこまで頑張るか」をゆうきくんに決めてもらう**。

ゆうきくんが自分で決定した行動ができれば、自信になります。できなかった場合には、再度検討していく中で自分の力量を測り、自身を知ることにつながっていくでしょう。

ゆうきくんの心と行動に寄り添うヒント

ゆうきくんは、思い立ったら言葉の前に行動してしまうタイプかもしれません。迷う前に、考える前に飛べ！という子かもしれません。

僕はこういった子に対してこんな話をすることがあります。「アメリカに行ったとき、小学校の廊下に『Stop, Thinking, Action』って書いているポスターがあったんだ。まず止まれ！　それから考えて動けってね。僕もときどき焦ったり、忙しいときに動きながら考えて失敗することがある。だからこの『Stop, Thinking, Action』っていい言葉だなって思っているんだ」――この話がその子に届くと、次の診察で「僕、ストップしたよ」「なんだったっけ？　アクション、ストップ？」と話してくれることがあります。

でも緊急時は「まずアクション」だから、君はいつも緊急時なのかもしれないねと伝えたりもします。

コラム2

いきすぎた親のかかわり

子どものためを思うあまり、時に親は自分の価値観を強く押し付けてしまうことがあります。あるいは、自分の感情で対応してしまうことがあります。

「しつけ」と称して子どもの行動に口を挟む理由は、その子に正しい所作、美しい所作を身につけてもらいたいからです。しつけには、そういった意味があると思っています。でも時に、思うように言うことを聞かないわが子に、「かわいさ余って憎さ百倍」というような感情をもち、あるいは子どもが言うことを聞かないことで、自分が下に見られているような錯覚をして、親が怒りを抱えてしまうときがあります。

いずれも、その最初の一歩は「一生懸命さ」からです。しかし、時にそれがほどほどに止まることなく、いきすぎてしまうこともあります。

「Stop, Thinking, Action」がこの順番でなく、Actionばかりになり、Stopできないとき、僕たちは考えが止まっているのです。そんなとき、診察室でひと息ついて一緒にThinkingすることで、Actionが止まることも多々あります。

でも、すでに一緒に考える余裕がなくなるほどにActionが止まらなくなってしまうときもあります。そんなときは子どもと親の両方を護るために、僕は児童相談所に相談することを提案します。時には、親子関係の悪循環を一時休止するために状況を「通告」させてもらう場合もあります。

こうした「通告」は、それでこの親子とのかかわりが終わるのではなく、新しいかかわりが始まったということを意味します。今までは子どもを護るためにかかわってきたのですが、改めて、Actionが止まらずに内心困っていた親のこれからを護るために、新たに親子それぞれとかかわり続けることになるのです。

通告は「より深いかかわりの始まり」と、僕は覚悟しています。

学童期　ストーリー12

人間関係がうまくいかない、ゆいちゃん（12歳・6年生）

ゆいちゃんは相手の気持ちを察したり、表情や場の雰囲気を感じ取ることが苦手です。そのため人とうまくコミュニケーションが取れず、なかなか友達ができません。

例えば、匂いに敏感なゆいちゃんは、相手のことを気にせず「臭い」と言ってしまいます。また、友達が言っていることが「違う」と思えばとことん持論を展開して、結果、相手をやり込めてしまうことも……。周りの人たちが話していてもまったく気にせず割って入り、自分の話をしてしまうこともあります。相手が戸惑っていたり、嫌な表情をしていたりしても、それが読み取れないのです。

学校では「空気の読めない子」と言われ、どの女の子グループにも入れてもらえず孤立しているゆいちゃん。なぜ自分がみんなから避けられているのかがわからずにいます。先生が「○○ちゃんがどうして怒ったかわかる？」とゆいちゃんに聞いても、「わからない」「○○ちゃんはバカだ」といった具合です。そして、「私は悪くないのに、みんなが私のことをいじめる」「どうせ先生も親も私のことをわかってくれない」と怒り出してしまうのです。

最近では、学校でのストレスを家で発散させるかのようにお母さんにひどい暴言を吐くのでお母さん自身も参ってしまって、ゆいちゃんと少し距離を取っています。先生はゆいちゃんの様子が気になっており、お母さんと時間を取って話をしたいと思っていますが、お母さんに連絡をしても「うちの子がいつも迷惑をかけてすみません」と言うばかりであまり乗り気ではない様子なので、話し合いの機会をもてずにいます。

そろそろ中学進学のことも考えなくてはなりません。先生は、ゆいちゃんが個別の支援を受けられるような進学も視野に入れたほうがいいのでは……と心配しています。

キーワード

コミュニケーションが苦手、人間関係がうまくいかず孤立、家庭での暴言、中学進学

解説12 正直で人一倍正義感の強いゆいちゃん

6年生のゆいちゃんは自分の気持ちに正直で、思ったことをそのまま口にします。実際すべてが正論で、きっと**人一倍正義感が強い子**なのだろうと想像しました。

僕はゆいちゃんのような子に会うと、アンデルセン童話の『はだかの王さま』を思い出します。ご存じのように、裸の王様に対して多くの人は「裸ではない」と嘘をつき、王様を称賛します。正直な少年は1人だけ「王様は裸だ」と異を唱えます。僕は、あの少年はその後どんな目にあったのだろうと心配します。王様は目を覚まして、この子に感謝するだろうか。それとも、民衆と一緒になって、嘘を容認しなかった、まさに空気の読めない少年を厳しく罰したりしなかっただろうか……と。

ゆいちゃんはこれまでの6年間あるいは12年間近く、どのように生活してきたのでしょう。そしてその**正直さ、時には頑ななまじめさ**に、両親はどうつき合ってきたのでしょうか。

まず、お母さんの思いを汲んで

僕は、お母さんとゆいちゃんのこれまでの歩みについていろいろと想像しました。お母さんはゆいちゃんの正直さをまるごと受け止め、育て、つき合ってきたのでしょうか。それとも、途中で正すことをあきらめ、この子に波長を合わせて肩身狭く、周囲に申し訳ないと思いながら生活してきたのでしょうか。または、いずれ大人になるに従い、この無垢な清純さも変化していくだろうと待ち続けてきたのでしょうか。

僕はまず、そんな**お母さんの思いを確認したい**と思いました。そして、いずれにしても、10年以上も孤軍奮闘してきたことに感服し、頭を下げたいと思います。

最初の一歩は、ゆいちゃんを変える作戦ではなく、お母さんの思いを確認すること。その上で**ゆいちゃんの言動の真意を一緒に考え、正直なゆいちゃんの生きづらさと長所を確認して、これからできる生活の応援方法を考え提案**していきます。

ゆいちゃんの応援態勢を築く

教育・医療・家庭など、ゆいちゃんを取り巻く人や環境を巻き込みつつ、ゆいちゃんの応援態勢を整えていくために、僕だったら次のような取り組みを検討します。

①ある程度客観的に理解するために、診察と検査の活用を視野に

このときに課題となるのは、受診に至る時間と親の思いです。「どの程度の時間をかけられるか」「本人や家族の合意が得られるか」を十分に検討する必要があります。

家族が受診そのものに否定的であれば、中学進学を控えているということで、担任から「一度医療と連携をしませんか」と水を向け、**担任も一緒に受診してもらう方法も**あります。

受診してくれた場合は、「ゆいちゃんの言動の意味をもう少し深く理解したいので、心理検査をしてもよいでしょうか」と医師が家族にお願いし、承知してもらえば、ゆいちゃんに「また遊びに来てね。今度はちょっとクイズをしたいんだ」と伝えます。

家族の不安が大きいようであれば、まずはお母さんだけの相談から始めてもよいでしょう。常に親の心情を尊重した対応を心がけるべきです。

②医療的見解を基に、今後の学校生活や家庭生活上の工夫を検討し、提案

中学進学を前にいろいろと気に病んでいるわけですから、単なる情報交換による連携だけでなくあれこれを考えます。

例えば、「支援級か通常学級か」「通常学級であればどのような支援があるとよいか」ということを、医学的な診立ても踏まえて具体的に考えていきます。

また、例えば家庭で生活をしていく中でゆいちゃんがひどい暴言を吐いたときは、親が「とても怒っているのね」と口にして、「ゆいちゃんの怒りは○○？ それとも△△？」と教えてほしいという気持ちで尋ねてみる。ゆいちゃんが「だから○○に怒っているの！」と大声で怒鳴り返してくれたときは、「ありがとう！ ゆいちゃんの気持ちを知ることができたよ！」と喜ぶ、といったかかわりを提案します。

③今後の医療とのつき合い方を提示

当面は両親の心情を支援したほうがよいのか、ゆいちゃんとの関係性を深めたほうがよいのか、お父さんにどう理解してもらい今後どういった役割を演じてもらうべきか……などを考慮し、登場人物に対して脚本を準備します。

どうしても学校からの働きかけが難しく、親も本人も医療機関にかかりにくい場合は、校内での支援をできるだけ進め、お母さんを慰労しつつ定期的な面接を続け、お母さんにある孤立感を軽減することに専念する場合もあります。そのときは中学に十分な申し送りを行い、継続的に親を支え、医療との連携を根気よく提案していきます。

また、本人や親が医療機関とつながった際に大切なのは、**教育機関と医療機関とで連携し続ける**ことです。医療機関に丸投げしてしまったことで、せっかくのこれまでの学校の関与が水の泡になってもいけませんので……。

「損する行動」を思いとどまる工夫

ゆいちゃんとは今後継続的にかかわっていきたいものです。医療はゆいちゃんの問題を速攻で解決することはできません。

毎回面接して学校や家での様子を聴き、「なるほど、それは腹が立つかも」と伝えながら、「で、怒ってたたいた。やってしまったね～。たたくと必ず叱られるから、たたく前に『もう知らない』って言ってその場を離れることができればよいね」などと伝え、「そうだ、お母さん。ここ（手首をたたく）にミサンガを作って付けてみませんか?」と提案します。

そして、「ゆいちゃん。今度たたきそうになったときにこのミサンガが目に付いたら、『もう知らない』だったと思い出して、教室を出て先生のところに行ってみない?」とお願いします。

「ゆいちゃんの言動の裏にある気持ちはわかるような気がするよ。でも、そこで選んだ行動はゆいちゃんにとって損だよね。もっとよい方法を一緒に考えてみない?」というかかわりを根気よく続けていく必要があります。

そのためにも、家族と学校が、その時間を一緒に待ち続けていられるような下準備が大切なのです。

●「損する行動」を思いとどまる工夫

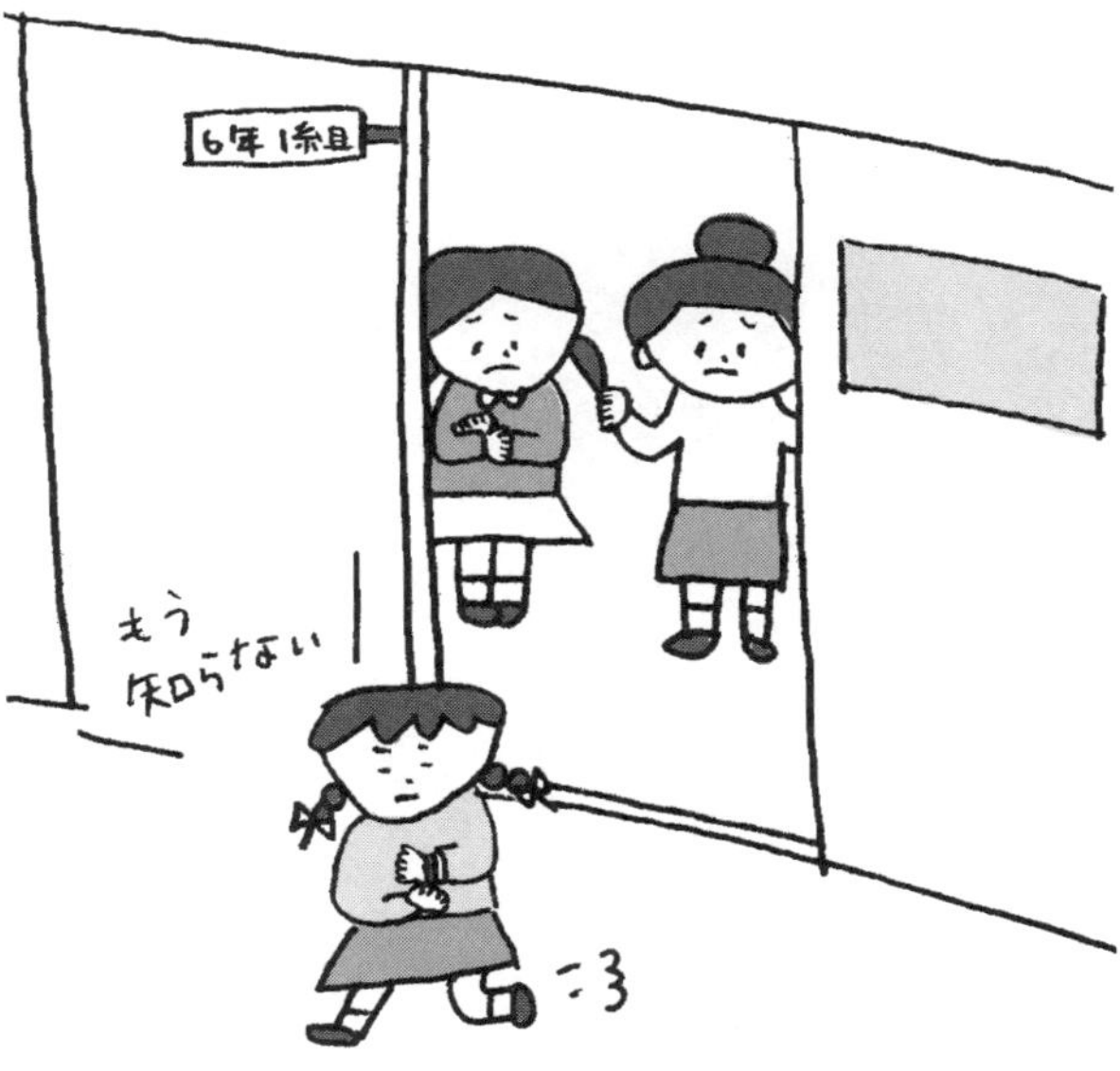

怒って友達をたたきたくなったら、手首のミサンガを見て、その場を離れることを思い出すようにする

ゆいちゃんの心と行動に寄り添うヒント

僕は、ともかくゆいちゃんの誠実さを評価します。考えは間違っていない。その考えを上手に表現する方法や誤解されない方法を一緒に考えることで、必要以上に損にならない行動を提案したいのです。

そのときに僕はいつも、ゆいちゃんがこれまで出会って却下してきた大人と同じ言動をしないように注意します。「君が出会ったことのない大人がこの世界にいること」を知ってもらう、そのための意外性のある大人役をどう演じるかをけっこう考えあぐねます。

同時に、その意外性のある大人が両親から否定されたり、不信感にさらされたりしないよう、前もってゆいちゃんの誠実さと頑なさについて両親と共通の理解をもち、「そのために、一風変わった大人としてゆいちゃんのお眼鏡にかなうように努力してみますね」と伝えておくこともあります。

オマケ

思春期（12〜17歳ごろ）

親との距離感が大事な時期

12のストーリーで見てきたように、乳児期〜学童期は、「この子にどうかかわったらよいのだろう？」という悩める大人側に対して、子どもの発達に寄り添ったかかわり方を模索する展開でした。

思春期ごろになると、「僕は（私は）、どう生きていけばよいのだろう」と悩める本人に寄り添うようなかかわりの話になります。大人側も悩んではいますが、その子自身の悩みとは相容れない悩みとなります。

ここに、それまでの親子関係や家族の歴史が絡んできます。

思春期になると、これまで生きてきた場所から最初は心が離れていこうとします。そのきっかけになるのが体の変化です。そして次の青年期以降には、経済的にも離れていこうとしていくわけです。

つまり体も心も大人になっていくこの思春期に、どのように親と決別し、いかに自己を確立していくかというのが、この時期のメインテーマと言えるでしょう。

思春期というのはそれだけでもう1冊になるほどの大きなテーマなので、本書ではあまり触れず、具体的なストーリー紹介もしません。ただし、ライフステージに沿ってここまで見てきた先にどのようなことがあるのか、少しだけのぞいてみましょう。

自分はどうやって生きていこう？

思春期に入ってくると、子ども自身が抱え、悩む問題が多くなり、深刻さが増してくる印象があります。

思春期の最大の課題は、「自分とはいったい何者か」という問いにあります。それゆえに対人関係、特に友人関係において、孤立感や劣等感などを強く感じるようになってくる時期でもあります。また、学習環境が大きく変わるために混乱したり、プレッシャーを感じる子がいます。中学・高校選択がシビアになってきて、学業不振から無力感を感じ、結果、ドロップアウトしてしまう子もいます。

こうした自分自身に向けられる眼差しへの戸惑いと自己評価の傷つきから、**「自分は周囲にどう見られているか、どう評価されるか」ということを強く意識**するようになります。時には、周りから嫌われている、避けられているという被害感や自己評価の低下を言語化する子も出てきます。

思春期に、**多くの子が「どうやって生きていったらいいだろう」と自身に問い、思い悩む**ということが大きなテーマとして浮かび上がってくるのです。

同時に、親には精神的に援助を求めない、八つ当たりはしても助けてもらおうとは思いたくないのも思春期です。これまで親が自分のことを理解して護ってくれたからなんとかなってきたことから離れ、自身と向き合い、あがき、もがき続ける段階と言えるでしょう。

親に求められる〝距離感〟

この時期、親自身もかかわり方を変化させていく必要があります。まだ小学生のうちは、子どもに言うことをきかせる、というようなスタンス＝「上下の関係」でできていたことが、徐々に逆転したり、「水平の関係」に近くなったりします。この距離感に親は戸惑いをもち、これまでのような上下関係で対応しようとしてわが子と衝突してしまう……。そんなことが、この時期の親子関係に生じやすくなっています。

この時期の親は、自身の力を期待されなくなった、距離を置かれてしまったという寂しさと、それでも放っておけない、放っておきたくないというもどかしい思いに心が乱れています。わが子を助けてあげたいのに、今までのように親がコントロールできなくなってきたというふがいなさや釈然としない気持ちを抱える人もいるかもしれません。しかしそこで「なんで親の言うことを聞かないんだ！」と強く出ると、ますます親子関係がぎくしゃくとしてしまう……。とても難しい時期です。

ですから、思春期には親は子どもに対して過度に支配的にはならないように、踏み込みすぎて衝突してしまわないように、といった〝距離感〟が必要になってきます。「いかに、子どものことをうまく目の片隅に入れながら撤退していけるか。それもどこか斜め後ろからの関係で」というのが、大きなポイントになってくるのです。

しかしそうはいっても、どうやって生きていったらよいのか迷い、悩んでいるわが子をサポートしてあげたい、どうにかしてあげたいというのは親として当然の思いです。また、ただ距離を置くだけでは子どもが孤立してしまいます。

「斜め後ろからのかかわり」とは、親がなんとかする、というかかわりからは脱していきながらも、いかに子どもの悩みに距離をもって冷静に対応できるか、というものです。塩梅が難しいですが、この時期に欠かせない視点です。

親以外の「誰か」とつながれるか

これまでは子どもにとって親が重要な他者で、そこでのやり取りで育ってきたわけですが、その親子だけの関係から脱却するには次の関係がつくられる必要があり、それが思春期なんだと僕は考えています。ともかく一度親から離れる、または親に去ってもらわないと、新しい関係に飛び込んでいけないということではないでしょうか。

経済的にも物理的にも保護されているという親子関係はちゃんと継続させながらも、**親と精神的に距離を置くためには、友達、信頼できる誰かが必要**となります。その存在によって親と離れることができるのです。これが、思春期においてとても重要な課題となります。

友達をつくったり人と関係を築いたりするのが苦手な子の場合、親と距離を取ってできた穴を埋めることができません。新しい関係づくりも暗礁に乗り上げていると、離れたいのに離れられないという親子関係にもがき、親から支配されている感から脱却できず、そんなふがいない自分にイライラした気持ちを親に八つ当たりしたり、極端に引きこもったり、自分から親と距離を置けない自分の未熟さに腹を立て自分を責めたりしてしまう場合もあります。

そういったストレスや「誰かとつながりたい」という欲求から、ＳＮＳやオンラインゲーム、インターネットなどを選択し、そこに強く結びつこうとする子もいます。

バーチャル世界でますます傷つく子どもたち

小学生にとってのゲームのおもしろさというのは、ゲームそのものが楽しいからやるという操作性の楽しみからきています。

しかし思春期以降になると、そこに**人とコミュニケーションが取れる喜びや居場所が見いだされる**ことがあります。**そのコミュニケーションツールがリアルな対人関係を強化するのであれば有益ですが、どんどんとバーチャルな関係性に浸り切っていくとなると、リアルな世界でのつながりが薄くなってしまう**でしょう。リアルなところで人とつながったりコミュニケーションを取ったりすることが苦手な子ほど、バーチャルの世界を切実に必要としてしまうのではないでしょうか。

親が管理するのも困難になってきて、自身でもリアルな世界でのつき合いをうまくコントロールできない……。そこに思春期のもろさ・危うさも手伝って、周囲が心配になるほど、バーチャルな世界にのめり込んでしまう子や歯止めがきかなくなってしまう子もいます。

しかしバーチャル世界での人間関係というのはとても希薄なもので、ちょっとでもズレたり衝突したりするとあっさり切られてしまいます。関係はすぐに断絶してしまい、復活することはありません。そのたびに一方的に傷つけられた感覚をもち、疎外感をもち、結局恨みと痛みしか残らない……。それはとても痛々しい体験となります。

それを防ぐには、やはりリアルな相談先が必要です。**親以外とのコミュニケーションを求める彼らにとって、誰かしら信頼できる大人の存在があるととても心強い**ものです。

医療や福祉が登場するのも1つですが、例えば柔道が好きであればそこの師だったり、小学校や幼稚園時代の先生だったり……。**何かにつまずいたときに会いにいける**

力と人脈をもっている子はやっぱり強いと感じています。

親子関係は、変わらぬベースキャンプ

ここまで述べてきたように、思春期というのは少しずつ子どもが親から離れて、親も子どもから少しずつ離れて社会生活を送っていく段階です。そうは言っても、**子どもにとってのベースキャンプはあくまでも親子関係**であることに間違いはありません。

親がいてくれるだけで安心する、不安なときにそのベースキャンプがあると思えるだけでホッとするという感覚は一生モノです。**そのような関係性をコツコツ築いていくことこそが、思春期までの親の課題**だと言ってもいいでしょう。

難儀な思春期ではありますが、私たちはみな一度は体験しています。決して未知の世界ではありません。自分の思春期のころを思い返しながら、目の前の子どもの思春期に向き合っていきませんか。

無理せず、ほどほどのペースで。楽しみながらやっていきましょう。

第2部

医療の役割
―「診断名」を超えてその子に近づく

発達の診立て

子どもの育ちや発達を心配し、親やその子にかかわる関係者が病院に相談に来ます。そのとき、僕が医者としてどのような診立てをしているのかを、簡単に述べておきたいと思います。

僕の診立ては、次の3つの軸からなっています。

①子どもの発達の診立て

第1部で述べてきたように、何よりも**その子がどのような状態で、どのような思いでその言動に至ったのか**、想像を巡らします。

それまでの育ちの様子を参考にし、さらに「その子の脳はどのようなタイプなのか」を想定しながら、診察を重ねてかかわる中でさらに軌道修正を図ります。

②家族の診立て

「わが子の何を確認したいのか・したくないのか」という医療に対する家族の思いを聞き取り、さらに**親が抱くであろう複雑な思い**も想像し続けます。

③これまでの整理とこれからの見通し

本人の診立てと、現状でとらえた家族の思いを基に、現状での僕の**「仮の理解」に基づいた説明**（間違っているところも多々あることを承知の上で）をします。

そして、**これから僕ができること（クリニックとしてできること）と半歩先の見通し**を伝えます。結果、合意に達したところから実行に移し、さらに一緒に悩み、考え続けます。

では、この3つについてそれぞれ説明していきます。

① 子どもの発達の診立て

僕が子どもの発達を診立てるときは、まず、**そもそもの子どもの育ちの歩みを重視し、その子の気持ちに思いを馳せ、今どのような関係性にいるのかを想定**することから始まります。

これは、本書の第1部で、各ストーリーに登場する子どもの心と行動を理解していこうとする中で、まずその子の気持ちを想像し、何に困っているのかを探りながら「仮の理解」を行っていった過程に重なる部分があります。

その上で、「発達障害というものさし」も参考にしながら、検査なども活用し、**その子の脳のタイプはどのようなものなのかを検討していきます**。

つまり、**その子の個性・持ち味と、「発達障害というものさし」に重ね合わせて見たときの特性と……といった複数の視点でもって、その子への理解を深めていきたいという思いがあります**。

では、その発達障害というのはどういうものなのか、少し解説しておきます。

発達障害とは？

現在、発達障害の診断には、世界保健機関（ＷＨＯ）による『ＩＣＤ』と、アメリカ精神医学会が策定した『ＤＳＭ』という診断基準が用いられています。子どもの相談で相談機関や医療機関を訪れたときには、これらの診断基準に基づいた名称が使われる可能性が高いため、共通言語としてここで簡単に説明をしておきます。

現在ＤＳＭの最新版は、２０１３年に発行された『ＤＳＭ‐５』です。この改定のときに障害の定義や名称について見直しがされ、「発達障害」は「神経発達症群」、各障害名も「障害」という言葉は極力使わずに「〜〜症」という翻訳名に変わりました。しかし、２０１９年5月のＷＨＯ総会で承認されたＩＣＤ‐11が国内適用されるまでは、公文書などではＩＣＤ‐10に準拠するのがわが国の現状ではあります。

本書では一般に知られている「発達障害」という名称を使用し、障害特性については、DSM－5で採用された名称を使って説明します。
それによると、**発達障害は次の7つに分類**されます。

①知的能力障害群（知的障害）
②コミュニケーション症群
③自閉スペクトラム症
④注意欠如・多動症（ADHD）
⑤限局性学習症（学習障害、LD）
⑥発達性協調運動症
⑦そのほかの神経発達症群

このうち、⑦を除く①～⑥の概要を表にしたものを示します。

①知的能力障害群（知的障害）の特徴

特徴	● 全般的知能の障害（従来のIQで評価できるレベル） ● 個人の年齢・性別・社会文化的背景が同等の仲間たちと比べて、日常の適応機能の障害（社会的/対人的・コミュニケーション能力、生活能力の評価）がある ● 発達期に発症する ● 知的能力は、臨床的評価・知能検査などで評価する
子どもの思い	● なぜうまくいかないのかわからない
親の苦労	● 漠然とした希望と不安・焦りと強制
対応	● その子の「今の力」を正しく評価する ● できること、興味があることから始める ● 次のステップを願う ● 生活のまとまりをつけることも大切にする

②コミュニケーション症群の特徴

特徴	●言語症 表出・受容言語の能力のつまずき ●語音症 構音が不明瞭など ●小児期発症流暢症 吃音 ●社会的（語用論的） コミュニケーション症 言語/非言語的なコミュニケーションのつまずき 明確なこだわりや感覚異常を認めない
子どもの思い	●思うように表現できないことでのイライラ、恥ずかしさ
親の苦労	●イライラと焦り、怒りや不安、不憫さ、申し訳なさ
対応	●聞き返しをしない（苦手意識、恥ずかしさを作らない） ●加齢により改善する可能性があるので焦らない

③自閉スペクトラム症の特徴

特徴	●社会的コミュニケーションおよび相互関係における持続的障害 ●全体的な精神発達に相応しない社会的相互関係の発達の質的異常 ●言語性・非言語性コミュニケーション能力の発達の質的異常 ●限定された反復する様式の行動、興味、活動と感覚障害
子どもの思い	●「わからない！」という恐怖に近い強い不安
親の苦労	●理解してもらえないことの憤り ●キビキビしたものの言い方・硬い印象を与える
対応	●変化を嫌う・恐ろしがるため、視覚入力を生かす構造化 ●強制しない一貫性のある対応で、安全性の提供を

④注意欠如・多動症（ADHD）の特徴

特徴	●12歳までに、2か所以上で6か月以上にわたり認められ、ほかの障害の経過中の症状では説明できない、並外れた不注意・多動性・衝動性 ●症状必要項目は、不注意9項目中6項目以上、17歳以上の青年成人期では5項目以上、多動性・衝動性も9項目中6項目以上、17歳以上では5項目以上となった
子どもの思い	●「わかっている」のに自己制御不能、うまくできないことのもどかしさがある
親の苦労	●常にイライラした関係性・周囲から非難を受けやすい ●自責と子への攻撃性
対応	●行動統制のためのチェックリストなどの利用 ●自己評価を落とさないため「良い」評価とできることを保証 ●親のサポート・薬物の使用の検討

⑤限局性学習症（学習障害、LD）の特徴

特徴	●学習や学業的技能の使用の困難さ ●読みの困難さ ●読んだものの意味の理解の困難さ ●書字の困難さ ●数学の概念、計算の習得の困難さ、数学的推論の困難さ
子どもの思い	●「なぜできないのだろう」「どうやらこれがバカということらしい」
親の苦労	●わからない相手へのかかわり方にジレンマ（何がわからないかがわかり得ない）
対応	●わかりやすい指導 ●身体バランスの強化 ●感情の表現と理解を促す

⑥ 発達性協調運動症の特徴

特徴	●運動面の不器用、協調運動のつたなさ
子どもの思い	●みんなができるように、体が動いてくれない不自由さ
親の苦労	●イライラと焦り、怒りや不安、不憫さ、申し訳なさ
対応	●競争的競技に無理に参加しない ●適切な手助けを遠慮しない ●時間がかかるが克服できる範囲もある

※運動症群は発達性協調運動症・常同運動症・チック症の３つからなる。
ここでは「発達性協調運動症」についてのみ述べる。

濃淡・変容・重なり合いの世界

僕は、発達障害はある一定の特性をもつ**「脳のバリエーション」「脳のタイプ」としてとらえています**。

「発達障害」のそれぞれのタイプは、あくまでも、子どもの言動を理解するための1つの手がかりにはなります。そのタイプが示すある程度の共通点があることで、その子がもつ得意や苦手、抱えやすい思いなどを予測することができ、結果、そのタイプに沿ったかかわり方をしていくことが可能になると思っています。

「脳のタイプ」である以上、当然その**現れ方には強弱があり、多種多様**でもあります。**さらに日々の成長や環境によって変わる**こともあります。例えば、「自閉スペクトラム症」といっても、症状と言われる部分、いわゆるその子の持ち味の色の**濃さはみんな一定ではなく、ある特性がとても濃い人もいればとても薄い人もいます。同じ人であっても、生活環境や状況に応じて色濃く見えるときもあれば、あまり目立たないようなときもあります**。では、どのくらい薄いと診断されないのか、という線引きは確定されてはいません。まったくもってグラデーションの世界なのです。

基本的には、そういう特徴があるためにとても生活がしづらいというようなマイナス面があれば、それは「症状」になります。「いい持ち味ですね」ということであれば当然問題になりにくい……。さらに、成長に伴ってその子の持ち味も変化すると、途中で診断名を再検討するということも実際あります。

もう1つ重要な点は、**複数の「発達障害」のタイプが重なり合って現れることも多く、1人の子に診断名が1つだけ、ということになるとは限らないのです。**

例えば、発達性協調運動症だけが見られる子というのはほとんどなく、知的障害や自閉スペクトラム症、注意欠如・多動症と重なりやすいと言われています。

また、自閉スペクトラム症と注意欠如・多動症の重なり合いについては、以前からずっと議論されてきました。自閉スペクトラム症の特徴である「人とのかかわりの苦手さ」が目立つ一方で、注意欠如・多動症の特徴である「多動」「不注意」も見られる——というようなことです。

DSM-Ⅳでは自閉スペクトラム症と診断したら、注意欠如・多動症の診断名は付けられませんでしたが、DSM-5では、「自閉スペクトラム症と注意欠如・多動症」

は重複して診断することが認められました。実際にそのように診断されたお子さんも多く存在します。

ここまで述べてきたように、発達障害というのはとてもあいまいな世界をもっています。診断する医師もそれぞれのものさしで、「この子はどこに当てはまるだろう？」と判断しているようなところもあるはずです。実際、Aクリニックでは「注意欠如・多動症」と診断されたのに、B病院では「自閉スペクトラム症」と診断された例もあるように、**医師の間でも診断名が一致しない**こともあります。

この世界の新しいとらえ方

この線引きが非常に難しい世界のとらえ方の1つとして、「障害」ではなく「多様」として考えていくという、**「ニューロダイバーシティ（神経多様性）」**という概念も登場してきています。

すべての脳の違いを優劣ではなく個性として、障害ではなく生物としてのバリエーションであるととらえる発想です。

また、もう1つ、スウェーデンのクリストファー・ギルバーグ教授（小児神経科医）が提唱している**早期兆候症候群「ESSENCE（Early Symptomatic Syndromes Eliciting Neuropsychiatric/Neurodevelopmental Clinical Examinations）」**という概念も注目されています。

これは、幼い子どもたちは早期に確定診断することは難しいけれど、早くからその子の状態に沿った丁寧な支援は行える、という考え方です。例えば発達の早い段階で、動きがとても多い、言葉が出にくい、偏食が激しい……といった姿が見えてくる子どもがいたら、発達障害の有無の判断や診断の命名を急がずに、その心配な面にじっくりと丁寧にかかわっていきましょう、という考え方です。

僕自身、**「発達障害」を診立てたいのではなく、さまざまな背景で育ってきた子どもや親に対して発達促進的な環境づくりを一緒に行うことを心がけている**ので、ＥＳＳＥＮＣＥという視点は非常に有益な考え方であると思っています。この視点によって、その子にどんな診断名が付くかというよりも、「その子の状態に合わせて丁寧に対応していきましょうね」という発想で支援のポイントを明らかにし、今必要な応援を選択して日々の生活を工夫するアイディアを探っていくことができます。

②家族の診立て

ここまで述べたような「子どもの発達の診立て」を行いながら、同時にわが子の育ちを心配する親や家族の思いも診立てていきます。これも、第1部のストーリーを見ていく中で大切にしていた視点です。

親自身がどういう育ちをしてきたか

家族は子どもの育ちの応援団長ではありますが、同時にたくさんの不安も抱えています。そもそも、親は育てる経験に関してはまだ新米なはずです。それでもなんとか役割を遂行できるのは、自らが育てられた経験を基盤にもっているからでしょう。するとは、**家族を診立てるには「家族や親がそもそもどういった育ち―育てられる関係の中で育ってきたか」を知る必要があります。**

家族にも家族のライフ・サイクルがあります。もとより、夫婦はそれぞれ育ちの異なる中で出会い、子どもが登場することで父と母になったわけです。共同生活において、それぞれの育ちの文化を共有し、混じり合わせ、折り合いをつける必要もあります。

子どもの育ちには親が献身的にかかわる必要がありますが、それがすべてでもありません。時に僕は、親である人、その人の個人としての人生の物語（ストーリー）を聞くこともあります。そういう場合は、例えばお母さんであればお母さん個人のカルテを作り、子どもの相談とは別に、お母さん自身の話を聴く時間を設けます。

話を聴いていると、生い立ちから結構複雑な状況だったり、お母さん自身が親との間に確執をもっている、きょうだいとは訳あって疎遠になっているなど、自らの育ちにさまざまなエピソードを抱えていたり、夫婦仲がうまくいっていなかったり、仕事と育児の両立で悩んでいたり……など、その人個々の物語があります。

相談を進めていくうちに「私が子どもにしてきたことは、私がされてきたことに似ているんですよね」と気づき、自身の育ちの問題と直面することになるお母さんもいます。そんな中でこの子を背負うということのしんどさが、そのお母さんにある場合もあります。そのときは、**「まずはこのお母さんをどう支えるか」のほうが重要なテー**

マになることもあります。時には、同じような理由で「このお父さんをどう支えるか」がテーマになることもあります。

今、家族が医師に対して確認したいことを推し測りながら

親自身の育ちも踏まえつつ、さらに**「今、両親がわが子とどういった思いで向き合っているか」「家族がわが子の発達をどのように判断・理解し、医師とのやり取りに対して何を期待しているのか」**ということも、重要な家族の診立てとなります。

家族と一口に言っても、例えば、お母さんはわが子に対して「薄々……じゃないかと。育てていてなんか違うっていうか……」と感じ、お父さんは「考えすぎ、大丈夫、心配しすぎ」「俺がなんとかしてやる！」と思い、きょうだいは「どうしてあんなにいじわるなの」と思い、祖父母は「（お嫁さんが）気にしすぎなのよ」「どちらの家系に似たのかしら？」などと言う……。それぞれ思いが異なる場合が多々あります。

家族1人ひとりの思いやニーズはさまざまなのです。

診断は付けたくないけれど「かかわり」は知りたいと言う親がいる一方で、診断名を知って覚悟をもちたいという親もいます。お父さんが無関心であることに悩み、「診断がある子なので、お父さんも頑張ってください！」と医師に発破をかけてもらいたいというお母さんもいます。

自分1人で抱え込むのは大変だからなんとか周りにも理解を広げていきたいけど、おじいちゃんおばあちゃんには知られたくないというお母さんもいれば、学校側に伝えるべきか伝えないほうがよいのかと悩む両親もいます。

慎重に家族を診立て言葉も選んでいるつもりですが、僕が伝える情報が家族の中でマイナスに作用したり、家族を傷つけ追い詰めたり、ひどく落胆させてしまったりする可能性もあるかもしれません。**例えば「これが有効」だと思った治療法があったとしても、それが今のお母さんにとって受け止めがたい提案のときも**あります。

また、特性の説明とかかわりを伝えた後に「私はそんなに頑張れない」「頑張れない私はダメな親だ」と受け止めてしまうお母さんもいるかもしれません。さらに、「私が背負うしかない。もっと頑張らなくては」と思い詰め、周りに助けを求めないという覚悟をさせてしまうかもしれません。

発達の診立てで浮上した問題は、「こういうふうにかかわったら消えますよ」というわけにはなかなかいかず、「気長につき合っていきましょうね」という話になることが多いものです。その持久戦を前に、相談に来たお父さんとお母さんが今、この状態にどこまで、いつまで耐えられるか、そもそもどこまでの医療情報を求めているか……。未来をすごく先読みしたいお母さんがいる一方で、そんな先のことよりも今で手一杯というお母さんもいます。

ですからまずは、**「家族が医療の場で何を確認したいのか・したくないのか」ということを聴き取り診立てた上で、両親の心情や状態を常に推し測りながら、それに合わせて必要な情報を伝えていく**しかありません。

親子が向き合う中で紡がれていく家族のストーリー

第1部で見てきたように、「子どもの不可解な行動」が、家族に対して何かしらの波紋となり、それによって親子関係が乱れたり、家族関係にちょっとした課題が浮上したりしているように見えることがあるかもしれません。

しかし、逆にその波紋があったおかげで、実は家族がより結束したり、子どもの育ちを冷静に見ることができるようになったり、向き合う子育てを楽しめるようになることもあるでしょう。そうであれば、その子が示した行動は結果的に有益だったとも言えます。

不可解な行動に近づこうと思っても、なかなか答えが得られないかもしれません。でも、その過程の中で親が親になっていき、子どもが自分の思いを伝えられるようになっていき、その子がいなければ登場することがなかったであろう「お父ちゃん」が頑張って登場したりして……というような新たな家族のストーリーが作られていくこともたくさんあります。

僕は、それが**これからも続いていく親子関係の長い歴史の物語**となり、その物語が少しでもいい方向に向かっていくように応援したいと思っているのです。

そしていつも、**家族が一緒にかかわる子育てにより、関係が安定したり、元気になったりすること、そして何よりも日々の生活を楽しめること**を願っています。

わが子の育ちの不安や課題に注目していけばいくほど、その子が見せる日々のちょっとしたうれしい変化に気づきにくくなり、喜べなくなってしまうこともあります。

でも、**どの子もその子のペースで必ず成長します。親が設定した目的には沿わずとも、どの子も結果としての育ちを見せてくれます。そのことを親や家族には喜んでほしい**のです。僕からしたら、そういった瞬間は「よかったよね、うらやましいよ」と言いたくなるものです。

そんな一瞬一瞬を家族と共有しながら、その子の成長を一緒に喜んでいきたいと思っています。

③ これまでの整理とこれからの見通し

①の子どもの発達の診立て、②の家族の診立てを踏まえ、子ども本人や個々の家族のそれぞれの人生・生活のこれまでとこれからを整理します。

ここまでの育ちを「僕としてはこんなふうに理解しています」「何か違うなと感じたらおっしゃってください。間違っていることがあったら教えてください」というように、医師である**僕の仮の理解を整理・変更します。その上で半歩先の見通しも想像し**

ていきます。

その子の生活の質を上げていくプランを

僕は、**発達障害とは発達が障害されているのではなく、生活に支障をきたして「生活障害」になるときに診断されるものであると**考えています（診断に関する僕の考えについては改めて後述します）。

ですから、僕は**「発達障害の診断」は正直、なかなか難しくても、「生活障害への応援」はそのときそのとき、できる範囲で設定できる**と思っています。

212ページでESSENCEという視点でも触れたように、そこを目指し、その子が何かしらの「苦悩」を抱いているのであれば、日々の生活の中でそれを和らげる方法を模索し、解決に向けた相談をすることを目標にしています。

「こうしてみたらどうでしょうか」という具体的なかかわりのアイディアや環境づくりの提案をし、きょうだい間でのトラブルをどう防いだらよいか、お父さんにどこまで理解してもらったらよいか、保育園や学校とどう連携していったらよいかというように、相談者である家族のニーズに沿ってプランを立てていくわけです。

そういった生活における具体的な応援を考えていく上では、①「子どもの発達の診立て」で解説した「発達障害のものさし」に照らし合わせた診立てもしつつ、同時にその子がどういう力をもっていて、何につまずいているかも診立て、**「友達関係はどうかな？」「行動面で課題がないかな？」「運動面でコンプレックスはないかな？」「コミュニケーション面は？」「学習面でついていけているかな？」というような生活場面での要素にも注目**し、その子の日常につながる手立てを考えていきます。

例えば、運動能力的には協調運動が苦手な5歳のしゅんくん。彼はとても不器用ではしもうまく使えないほどだったのですが、「みんなが自転車に乗っているのに、僕だけが乗れないのは嫌だ！」とものすごく努力をして、なんと補助輪なしで自転車に乗れるようになったのです。

しゅんくんはすごい努力家なんだということがわかれば、これは彼の長所です。お母さんと「それってとってもすごいことだよね」と喜び合いながら、同時に「お母さんが不安に思っている書字は微細な動きなので、粗大な運動よりは工夫が必要になると思います。でも、彼の努力する力を糧に、微細な動きの対策やかかわりをまた一緒に考えていきましょう」という話をしたことがあります。

不器用――「協調運動の問題」という医学的な診立ては押さえておきますが、そこにも得意・苦手があるはずです。さらに「友達のつくり方についてはどう？　誘われるまで待つのか、誘われても自分のペースを変えないのか」といった視点で見たときに、診断名とは別に、友達関係面でのその子の浮き方・溶け込み方も検討する必要があるかもしれません。

学習能力としての知的な力について、就学期のストーリーで見てきたように、どのくらいの力や得手不得手があるのかを把握して、「支援学級？　通級を利用する？　通常学級で様子を見ていく？」など、その子の力がうまく伸びていくよう、少なくとも自信を失ったりつらい目にあったりしないよう、環境設定も検討していくことになります。

「様子を見ましょう」というとき

子ども本人とその家族との診察は、「これから月2回、親子でこちらに来てもらって、情報交換をしましょう」という場合もあれば、「親御さんだけ月1回来てもらって、お子さん本人には2か月に1回会えれば」と伝えることもあります。

また、「学校の先生にも理解してもらうための情報整理をしていきましょう」と、検査の実施を提案したり、「言語聴覚士にもかかわってもらいながら、様子を見ていきましょう」「関係者との連携を取っていって、応援団をいっぱいつくりましょうか」という個々のプランを立ててかかわりを検討したりします。当然、それは子どもの状況や生活内容により変更もしていきます。

時に、「様子を見ましょう」と医師に言われて、「釈然としない、その間どうしたらいいの？」といった戸惑いを感じている親御さんの声を耳にすることがあります。

僕も「少し様子を見てよいかもしれませんね。今はご両親の○○ちゃんへのかかわりがとてもうまくいっていて、学校（園）でもあまり問題がなさそうだから、節目節目で会いましょう」と話すことがあります。そして例えば、「担任が替わる4月は心配だと思うので、冬休みに一度会いましょうか」と提案し、冬休みの診察でそれまでの様子や家族の心情を確認してから、「春休み後の対応について作戦を練っていきましょう」という展開になる場合があります。そこまで両親が危機感を実生活で感じていなさそうであれば「新しい先生になったときに来てくれますか？」「お友達関係でつまずいて困ったら、すぐ来てくださいね」などと伝えたりします。

「様子を見ましょう」というのは、今はどういった状態なのか、次に診るまでの間隔の意味やそのときまでに何に気をつけておけばよいかをわかる範囲で提示して、それでも急に心配なことが出てくれば連絡してくださいと伝えることが前提だと思っています。

「半年間は家で見ていてくれますか？」「運動会が終わったころに一度来てくれますか？」というように期間を明確に伝え、友達関係や学習の部分、先生との相性や夏休み後の復帰の様子など、注目してもらいたい部分を具体的に話しておくわけです。そうすると、家族は「放っておかれているわけじゃない」と思えるでしょうし、その間の対応もある程度理解できます。その期間内にやるべきことのイメージがもてます。

また逆に、親御さんのほうで「この子は行事の時期には緊張してしまうから心配」ということがあれば、お母さんのほうから「運動会の前に一度受診したいのですが」と医師に伝えておくとよいでしょう。

ここまで、僕が診療の中で行っている「発達の診立て」について述べてきました。目の前にいる子とその家族に対して、医者である僕が今行える応援ってなんだろう?と改めて自分自身に問いかけると、次のようなことが思い浮かんできます。

確定診断を急がずに、小さなつまずきと思われるものであっても丁寧な応援をし、診断が付いても付かなくても子育ての大変さをねぎらうこと。診断が付かなくても、できるだけ適切な育てのかかわりと保育・教育はできるし、その子を理解することもできるはず。

そのための医療の役割とは、家族が今最も欲していることに向き合い、今は聞きたくないだろうなという情報については関係性に注意して、いつ伝えるべきかを悩み続けながら、今できることから伝えていくこと。

僕の日々の臨床のとりあえずの目標です。

「診断」について

医療である以上、診断はとても重要なものです。それは疑いのないものです。

しかし、ここまで繰り返し述べてきたように、僕は**「その子にどのような診断が付くか」と急ぐよりも、1人ひとりの思いや周囲との関係性について思いを馳せ、今できる生活の応援を考える**ことのほうを大切にしています。

ただその一方で、「早期発見・早期対応」ということが重要視されてきた中で、発達の気になる子をサポートするためのしくみを利用するには「診断名」が必要となる状況があったり、親御さんや保育・教育現場の先生方がその子へのかかわりの手立てを知りたいという思いの中で、「この子にはどういう障害があるのか」を明確に知りたいと思ったりするのも自然なことです。

ここで一度、僕なりに診断についてあれこれ考えてみたいと思います。

時間をかけてその子を診ていく

僕は、1～2回の診察で診断名を伝えることはほとんどありません。**病院で医師がその子に接するのは、切り取られた一場面であって、おそらく普段の日常の姿ではないはずです。**診察室でその子が僕に見せてくれる姿が素の姿なのか、外行きの姿なのかは、ほんの数回では到底わからないと思っています。

ですから、僕の頭の中でこの子の言動や動きなどをトータルで見て、「こういう脳のタイプなのかな？」という想定はしますが、そこだけを前提としないで、その子の言動をありのままに見せてもらいながら、時間をかけて親子とかかわっていきます。

もちろん、親御さんから初診の段階で「診断は付きますか？」「なんの障害ですか？」と聞かれることもあります。そういうとき僕は、「何回か診ないとわからないですよね」「検査も必要でしょうし、第三者の方々の日常の評価も知りたいですよね」というふうに、時間をかけてその子を診ていけるように話をします。

一方で、「この段階で診断名は付けたくないんです」「そんなことで途方に暮れたくないし、落ち込みたくないし、傷つきたくありません」と訴えるお母さんもいます。そんなとき僕は、「わかりました。急いで**診断名を付けても付けなくても、今できるかかわりのほうが大切ですから、しばらく診断名は棚上げしておきましょう**」とお話しします。

どうしても診断名を付けなくてはならないときというのは、例えば福祉的なサービスを申請するときや、場合によっては就学時でしょう。

その子にとって必要なかかわりやサポートを得るために、「ここは思い切って、この名称でいきませんか？」と、両親と相談することもあります。ただそのときには同時に「今の段階で最もそうだろうなという確率80％くらいの診断名を付けておきます。でも、この先はわかりません」という話もします。

「診断名」がもたらすプラス面・心配な面

診断名は、決してその子のすべてを表現するものではありません。僕自身、診断名とは記号のようなものだと感じることすらあります。ただし**その記号があることで、**

子どもの言動を理解するための1つの手がかり、いわば「共通認識」がもてます。

また、診断名が付くことのプラス面は、その子の生きづらさやつまずきが、本人の努力不足のせいでも、親の育て方のせいでもなく、「その子の脳のタイプによるものだから」という理解につながることです。

これまで気になっていた言動や育てにくさについて、ある程度の説明がつくようになれば、子どものことも、親自身のことも、責める必要はなくなります。それはとても大切なことです。不可解なことを、不可解として留め置くのはつらいことです。

ただ一方で、**診断名が付くことによって子どもの言動のとらえ方が狭まってしまう、画一的になってしまう心配**もあるのです。

数年前にお会いしたお母さんが、わが子の様子をこんなふうに語ってくれました。

「うちの息子は原っぱが好きで、いつも竹の棒を持ってトンボや鳥を棒で追い払うようにしながら、何時間でも走り回っているんです。また、とても几帳面でミニカーをきちんと並べては、素敵な笑顔を見せるんです。あまりにもきちんとしているので私がそのミニカーをちょっと触って列を乱したりすると、ほんと真剣に怒るんです。それもまたかわいく思っていたんです。でも……」

ある日、子どもの発達について気になるところのあったお母さんが、病院で診てもらったところ、**「お母さん、その行動は自閉スペクトラム症の〝こだわり〟ですよ」と告げられた**そうなのです。

「その瞬間、今までは『かわいいな、素敵だな、ユニークだな』と感じていた子どもの行動が症状なんだ……と、見る目が変わってしまって。症状だったら『治さないといけない』と。だったら、今後は棒も持たせられないし、ミニカーも……。そんなふうに考えたら、『あの笑顔も症状なの？』って、いろいろと悩むようになってしまいました」

診断名を前に、お母さんのわが子への見方が180度変わってしまったわけです。

「好きでトンボを追いかけて、好きでミニカーを律儀に並べる。それでいいと思いますよ。問題ありませんよ」

そんなふうに僕の意見を伝えると、

「先生、うちの子のこと、トンボが好きで鳥が好きで、走り回ることが好きで、ミニカーが好きで……そういうことが好きな子なんだって思っていてもいいですか？」

と、逆に問い返されました。

「もちろんです！」

僕はそう答えながらも、考え込んでしまいました。**医学の診断名というのは、ある意味で、その子の興味関心すらも「症状化」してしまうことがある**のか、と。しかし、診断を受けた側が「症状化」された部分をコントロールしなくてはいけない、と考えてしまうのは、無理もないことかもしれません。

さらに、別のお母さんは、こんな話をしてくれました。

「うちの子は自閉スペクトラム症と診断されました。確かにミニカーを一列に並べたり、床屋のクルクル回るサインポールを飽きずに眺めていたり、電車や駅名をよく覚えていたりします。ほんとに教科書通りだなって。でも、最近になって、小学校の教室から飛び出しちゃうことがあって……もしかしたら自閉スペクトラム症ではなくて、多動症、ＡＤＨＤになったってことでしょうか？」

僕はお母さんの隣でじっと座っているその子に「なぜ教室を飛び出しちゃうの？」と聞いたところ、その子は「勉強がつまらないんだ」と教えてくれました。

診断名を出した瞬間に、「この子に近づく」というよりも、「その名称のことを学ぼう」というふうになってしまうこともあります。

その診断名について熱心に勉強し、それが「○○な言動はこの障害の特性」「○○の特性に対しては、××な接し方をする」といった理解につながっていってしまう……。

それももちろん、親御さんの一生懸命な思いの表れです。

しかし、それだけになってしまうと、**その子と育ち合う日々の楽しみが奪われてしまう**のではないだろうか……といった心配もしてしまうのです。

診断名を超えて、その子に近づきたい

診断名はあくまでもその子の一部に過ぎません。

大事なことは、**同じ診断名が付く子どもであっても、1人ひとりみな違う**というこ

とです。まずはその子の思いに近づく努力をしたいと僕は日々思っています。「自閉スペクトラム症のしょうたくん」「ADHDのあいちゃん」といった視点ではなく、その子どもの目線にまで達して、「しょうたくん、あいちゃんは、こんな気持ちですよね」というところからかかわっていきたいのです。

例えば、車のタイヤがクルクル回ったり、換気扇が回ったりするのを、ずっと見続けているようなお子さんがいたとします。そういう子に対して、「やっぱり自閉スペクトラム症って、こういう回るものが好きなんですよね」とひとくくりに表現してしまうのは、僕はその子に失礼だなと思ってしまうのです。

クルクル回るものを見て楽しむ子どもの気持ちが、「自閉スペクトラム症」という記号によって、「回っているものを見て、喜ぶ資質です」といった説明で片付けられてしまうことに強い違和感も覚えます。

毎分何回、回っているんだろうとか、このスピードってどれくらい速いのだろうとか、回っているくせに、タイヤや換気扇自体は目が回らないのかなとか、そうやって考えているその子とつき合うと楽しいのに……と。

わが子の豊かな世界を一緒に楽しんで

第1部で紹介したストーリーのすべてにおいて、「この子はこういう診断が付きますよね。ですから……」といった解説はしていません。

発達障害のタイプについて学ぶよりも、「この子はこんな気持ちですよね」というところからかかわってほしいという思いを込めたからです。

せっかくバリエーションの豊富な子どもたちの言動が、「こだわりが強い」「衝動性が強い」「五感が鋭い」といった決まりきった言葉（発達障害の特性を示す）だけに置き換えられてしまうのだとしたら、僕は残念でなりません。

では、その子はなぜ「それ」にこだわるのか？　その点をもっと掘り下げていくと、みんながみんなエレベーターのボタンを押したいわけではないし、電気のスイッチを押したいわけではないし、水道の蛇口をひねりたいわけではないことに気づきます。

その子が選択したものを突き詰めていくと、「それが好きなんだ！」「これを手に入れたかったんだね」といったその子の思いや、「数ある選択の中からよく選んだね！」

といった価値観に近づけるのではないでしょうか。

例えば「電車が好き」という男の子がいたとしても、実は「電車」というひと言ではくくれません。好きな電車の世界の中にもいろいろあって、特急車両が好きな子もいれば、寝台列車が好きな子もいて、「キハ６０００」の走行音が好きな子もいるし、路線図が好きな子も、無人駅が好きな子もいます。時にそういったジャンルで話をしようとすると、「僕はそれはあまり好きではない」と言われたりもします。微妙にみな好みが違うのです。

そういうこだわりを僕は、つくづくおもしろいなあ！と感じますし、奥が深いなあ、と痛感します。「こういうタイプの子って、やっぱり電車が好きですよね」とひとくくりにされた日には、彼らから異議申し立てが出るんじゃないかと思うくらいです。

確かに「発達障害」も、その子を理解する手がかりの一部です。それぞれの輪郭あるいは理念的なプロトタイプを学ぶことは、とても大切なことです。

でもそれだけでは、その子、１人ひとりの豊かな内面には近づけません。ぜひ、「発達障害」というメガネをいったん外して、わが子のありのままを見つめてみてくださ

い。

生きる上での喜びも、生活の中での傷つきも、そしてそれに対する周囲の手当ても、1人ひとり個々に体験して生き続けます。

その子、そしてその家族に対して、僕たち精神科医は、可能な範囲で発達促進的な環境を一緒につくろうとします。

同時に、僕たちはどこまでいっても、自分自身も、また他者も十分に理解することはできません。だからこそ対話をし続けます。生活を重ね合わせていきます。

理解のヒントになる「メガネ」は、たくさん持っていて損することはありませんが、そのメガネを通して見えていることがらが、常に真実とは限らないはずです。あくまでも道具であるメガネに支配されないことと、理解にゴールはないことを、最後に述べておきたいと思います。

おわりに

本書を読んでいただき、ありがとうございます。

この本は、僕にとっては、かなりのハイスピードで作ったものです。編集者の中本智子さんは、並々ならぬ思いをもって、僕の背中を押し続けました。

制作過程は、まず僕と中本さんとライターの中野明子さんがスカイプで計何十時間もやり取りをしました。そのやり取りのすべてを文字にして、中野さんが、文章にしてくださり、それを僕が修正する、という作業を繰り返しました。古くからの友人である中野さんは、僕の臨床姿勢を理解してくださり、僕以上に思いをきちんとまとめてくださいました。途中で何度も、僕の独りよがりにならないように、たくさんの配慮と意見を加えてくださいました。

こうして完成したのが、本書です。

ここで、舞台裏の話を、重要なことでもあるので、書いておきたいと思います。それは、本書のタイトルの決定に難航したことです。

『「発達障害」だけで子どもを見ないで』というのは、最後の最後に決定しました。僕の思いは、第2部の最後に述べたとおりですし、12のストーリーに対する僕の対応も、その思いを基盤にしています。

それでも、このタイトルだけで、僕の思いは伝わるのか、と議論を重ね続けました。そもそもの発達障害という理念型の存在を、僕はもちろん、医学的見地からも、否定はしません。だから、「発達障害で子どもを見ないで」ということにはなりませんでした。かといって「子どもの発達障害」ということを書いたつもりもありません。

僕は、日々をただの一臨床医として、本人や家族、そして関係者と出会い、一緒に生活の細々としたことを相談するときに、「発達障害」だけでは、話が進まない、進ませてはいけないという思いを強くもっています。それでも時には、「発達障害」だけで、話が終わってしまいそうになることもあります。

でも、僕が向き合っているのは、「発達障害」ではなく、多彩な個性の持ち主である1人ひとりの子どもであり、家族です。その理解を、僕はどれだけ伝えているか、そもそも僕が彼らに近づけているか、それが常に僕の課題でもあります。

そんな思いから、このタイトルにしました。本書はできるだけ正直に書いたつもりです。もっともそこには、ライターの中野さんの存在がとても大きかったのですが。
そんなこんなで、今回のタイトルの件では、僕のわがままを通してもらいました。

さて、読み終えたみなさまには、このタイトルから、そんな僕（たち）の思いが伝わったでしょうか。

編集者の中本さんを、とても困らせてしまったと思います。それでも中本さんは最後まで見捨てずにかかわっていただきました。ありがとうございます。

ライターの中野さんとは、本当に久しぶりに一緒の仕事ができました。僕の思いを、きちんと受け止め、僕以上に具現化できる能力の持ち主ですが、今回もその力を遺憾なく発揮してくださいました。ありがとうございます。

この本は、この2人の力がなければ、形にならなかったはずです。あるときを境に、こうした形での制作を拒否していた僕にとって、今回の仕事は意味がありました。

おふたりには、心から感謝申し上げます。

令和元年11月　休日のクリニックで　　田中康雄

著者略歴

田中康雄（たなか・やすお）

現在、「こころとそだちのクリニック むすびめ」院長。北海道大学名誉教授。児童精神科医師。臨床心理士。
◎1958年栃木県生まれ。1983年に獨協医科大学医学部を卒業後、旭川医科大学精神科神経科、同病院外来医長、北海道大学大学院教育学研究院教授、附属子ども発達臨床研究センター教授などを経て現職。
◎発達障害の特性をもつ子どもとその家族、関係者と、つながり合い、支え合い、認め合うことを大切にした治療・支援で多くの人から支持されている。
◎『ADHDとともに生きる人たちへ: 医療からみた「生きづらさ」と支援』（金子書房）、『生活障害として診る発達障害臨床』（中山書店）、『ADHDのある子を理解して育てる本』（学研プラス） など著書多数。

SB新書 497

「発達障害《はったつしょうがい》」だけで子《こ》どもを見《み》ないで その子《こ》の「不可解《ふかかい》」を理解《りかい》する

2019年12月15日 初版第1刷発行
2021年 2 月11日 初版第5刷発行

著　者　田中康雄

発行者　小川 淳
発行所　SBクリエイティブ株式会社
〒106-0032 東京都港区六本木2-4-5
電話：03-5549-1201（営業部）

装　幀　長坂勇司（nagasaka design）
イラスト　matsu（マツモトナオコ）
組　版　ごぼうデザイン事務所
編集協力　中野明子
編　集　中本智子
印刷・製本　大日本印刷株式会社

本書をお読みになったご意見・ご感想を下記URL、
または左記QRコードよりお寄せください。
https://isbn2.sbcr.jp/02604/

落丁本、乱丁本は小社営業部にてお取り替えいたします。定価はカバーに記載されております。本書の内容に関するご質問等は、小社学芸書籍編集部まで必ず書面にてご連絡いただきますようお願いいたします。

ISBN 978-4-8156-0260-4